David James, Alec McEwan

Geburtsheilkunde in focus

W0075475

David James, Alec McEwan

Geburtsheilkunde in focus

David K. James
Professor of Fetomaternal Medicine and Director of Medical Education
School of Human Development
Faculty of Medicine and Health Science
University of Nottingham
Queen's Medical Centre
Nottingham, UK

Alec McEwan
Subspecialty Trainee in Fetal and Maternal Medicine
Queen's Medical Centre
University Hospital NHS Trust
Nottingham, UK

Übersetzt und bearbeitet von
Dr. med. Kay Goerke
Chefarzt
Gynäkologie und Geburtshilfe
Krankenhaus Schwetzingen
Schwetzingen

1. Auflage

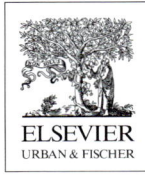

URBAN & FISCHER
München · Jena

Zuschriften und Kritik an
Elsevier GmbH, Urban & Fischer Verlag, Lektorat Medizinstudium, z. Hd. Willi Haas,
Karlstraße 45, 80333 München

Titel der Originalausgabe:
David James, Alec McEwan, **Obstetrics in focus**, First edition. ISBN 0-443-07435-6
© 2005, Elsevier Limited.

Wichtiger Hinweis für den Benutzer
Die Erkenntnisse in der Medizin unterliegen laufendem Wandel durch Forschung und klinische Erfahrungen. Herausgeber und Autoren dieses Werkes haben große Sorgfalt darauf
verwendet, dass die in diesem Werk gemachten therapeutischen Angaben (insbesondere hin-
sichtlich Indikation, Dosierung und unerwünschten Wirkungen) dem derzeitigen Wissens-
stand entsprechen. Das entbindet den Nutzer dieses Werkes aber nicht von der Verpflichtung,
anhand der Beipackzettel zu verschreibender Präparate zu überprüfen, ob die dort gemachten Angaben von denen in diesem Buch abweichen, und seine Verordnung in eigener Ver-
antwortung zu treffen.

Bibliografische Information Der Deutschen Bibliothek
Die Deutsche Bibliothek verzeichnet diese Publikation in der Deutschen Nationalbibliografie;
detaillierte bibliografische Daten sind im Internet unter http://dnb.ddb.de abrufbar.

Alle Rechte vorbehalten
1. Auflage 2006
© Elsevier GmbH, München
Der Urban & Fischer Verlag ist ein Imprint der Elsevier GmbH.

06   07   08   09   10   5   4   3   2   1

Planung: Dr. Dorothea Hennessen
Lektorat: Willi Haas
Redaktion: Verena Lauter
Herstellung: Peter Sutterlitte, Andrea Mogwitz
Satz: Kösel, Krugzell
Druck und Bindung: Printer Trento S. r. l., Trento-Gardolo
Umschlaggestaltung: SpieszDesign, Neu-Ulm
Gedruckt auf Gardagloss 115 g

ISBN-13: 978-3-437-42924-8
ISBN-10: 3-437-42924-8

Aktuelle Informationen finden Sie im Internet unter www.elsevier.de und www.elsevier.com

Vorwort

Wir hoffen, dass dieses Lehrbuch für Geburtshilfe, bebildert und in knapper Form verfasst sowie mit Fragen und Antworten versehen, sowohl Medizinstudenten wie auch Pflegende und Hebammen im Rahmen ihrer gynäkologischen Ausbildung anspricht. Abbildungen, die Krankheitsaspekte darstellen, sind immer eine wichtige Ergänzung zur klinischen Erfahrung, da naturgemäß Auszubildende nur ein limitiertes und dazu noch wechselndes Spektrum an Krankheitsbildern zu sehen bekommen. Aus diesem Grund haben wir uns auf Erkrankungen beschränkt, die durch Fotografien und Abbildung gut darstellbar sind, und hoffen, dass sowohl die Bilder wie auch die Fragen und Antworten für Lernende hilfreich und anregend sind.

Danksagung

Wir bedanken uns bei den folgenden Personen für die Bereitstellung von Bildmaterial für dieses Buch: Professor G.M. Stirrat, Dr. B. Spiedal, P. Savage, Dr. P. Burton, Dr. R. Slade, Dr. D. Warnock, Dr. A. Jeffcote, Dr. N. Hunter, Dr. C. Harman, Dr. J. Haworth, Dr. H. Andrews, D. Freer, Dr. S. Rosevar, Dr. C. Kennedy, Dr. J. Zuccollo, Dr. J. Pardey, Professor W. Irving, Dr. T. Jaspan, Dr. J. Padfield, E. Bradley, Professor G. Enders, Dr. M.R. Howard und Dr. P.J. Hamilton.

Bei N. Boywer von der Abteilung für Medizinische Illustrationen des Southmead Hospital in Bristol und bei N. Bullimore von der Abteilung für Geburtshilfe des Queens's Medical Centre in Nottingham möchten wir uns besonders für ihre Unterstützung und praktische Hilfe bei der Erstellung von Abbildungen bedanken.

2004
DJ AM

Inhaltsverzeichnis

1 Frühschwangerschaft

Die Befruchtung der Eizelle durch das Spermium erfolgt im äußeren Drittel des Eileiters. Durch Teilung der Frühschwangerschaft wird nach 36 – 48 h (Abb. 1) ein Vier-Zell-Stadium erreicht. Nach 72 – 96 h erreicht die Blastozyste dann den Uterus und verbleibt für 4 – 5 Tage frei in der Gebärmutterhöhle.

Frühe Diagnose der Schwangerschaft

Das menschliche (humane) Choriongonadotropin (hCG) ist ein Glykoprotein, welches von den trophoblastären Zellen der Plazenta gebildet wird. Durch sein Vorhandensein im Urin und Serum schwangerer Frauen gilt es als zuverlässiger Schwangerschaftstest.

Durch die Verwendung monoklonaler Antikörper sind die heutigen Tests schnell, einfach und sensitiv durchzuführen und können verlässlich Spiegel von 25 – 50 mU/ml hCG erkennen – Werte die etwa 10 – 14 Tage nach der Konzeption zu erwarten sind.

Der voraussichtliche Tag der Entbindung (ET: errechneter Termin) ist 280 Tage nach dem ersten Tag der letzten Menstruation (Naegele-Regel). Es gibt leichte Variationen der normalen Schwangerschaftsdauer bei unterschiedlichen ethnischen Gruppen, diese betragen allerdings nur wenige Tage.

Diese Berechnungsmethode des ET, ausgehend von der letzten Regelblutung, basiert auf der Vermutung, dass die Konzeption 2 Wochen nach der Menstruation erfolgt ist. Bei verlängerten Zyklen allerdings (z. B. 35 oder 42 Tage) tritt die Konzeption eher später ein, ebenso wie bei unregelmäßigen Blutungen oder bei kurz vorher eingenommenen oralen Kontrazeptiva. Darüber hinaus ist die Zyklusanamnese oft nicht genau erinnerlich. Da die Variabilität des fetalen Wachstums in den ersten 16 Wochen äußerst gering ist, kann auch die Sonographie zur Berechnung des ET herangezogen werden. In diesen Fällen wird entweder die Scheitel-Steiß-Länge (SSL) oder der biparietale Durchmesser (BIP) bestimmt.

Im weiteren Verlauf der Schwangerschaft bestimmen genetische Einflüsse und Umweltfaktoren, wie z. B. ein maternaler Diabetes mellitus, Infektionen, Drogenabusus oder schwangerschaftsinduzierte Hypertonie (SIH) im Wesentlichen das fetale Wachstum, so dass eine „späte" Berechnung des ET aufgrund von Ultraschallbefunden sehr unpräzise ist.

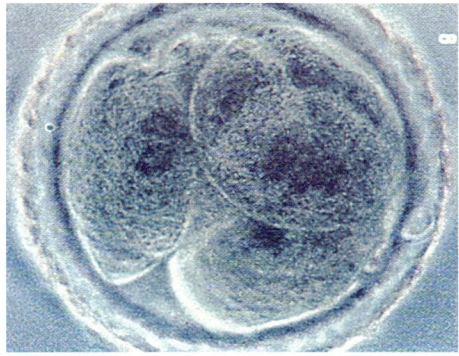

Abb. 1 Blastozyste, 4-Zell-Stadium

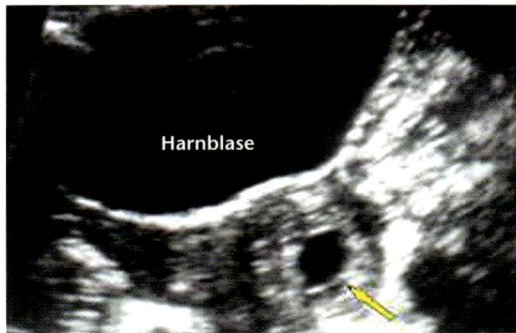

Harnblase

Abb. 2 Ultraschall bei intrauteriner Gravidität
(5. Schwangerschaftswoche, Pfeil)

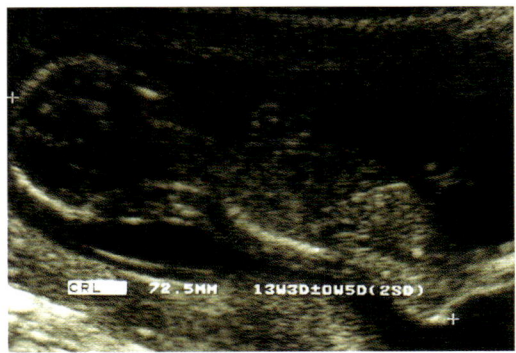

CRL   72.5MM   13W3D±0W5D(2SD)

Abb. 3 Ultraschall mit Messung der Scheitel-Steiß-Länge
(SSL)

2 Überwachung der normalen Schwangerschaft

Ziele der Überwachung

In den meisten Fällen ist eine Schwangerschaft ein natürlicher Vorgang ohne wesentliche Risiken für Mutter und Kind. In Einzelfällen allerdings kann ein erhöhtes Risiko vorliegen. Die Ziele der präpartalen Betreuung sind:

- Hilfe und Unterstützung, positive Verstärkung, Informationen und Ratschläge für die Frau und ihre Familie zu vermitteln
- kleinere Beschwerden in der Schwangerschaft zu behandeln
- allgemeine Gesundheitsvorsorge zu betreiben
- Risiken für mütterliche und/oder kindliche Gesundheit zu erkennen, zu verhindern und ggf. zu behandeln

Durch wiederholte Anamnese, Untersuchungen und gezielte Befragungen werden das individuelle Risiko ständig neu evaluiert und ggf. die „Routinemaßnahmen" entsprechend angepasst.

Konsultationen

Neue evidenzbasierte Leitlinien des „National Institute of Clinical Excellence (NICE)" empfehlen eine Reduktion der vorgeburtlichen Untersuchungen bei Schwangerschaften mit geringem Risikoprofil (erster Besuch in der 8.–14. Schwangerschaftswoche, gefolgt von Terminen in der 20., 24., 28., 30., 32., 34., 36., 38., 40. und 41. Woche). Die Untersuchungen erfolgen durch einen Facharzt für Frauenheilkunde.

Anamnese

Beim Erstbesuch sollten folgende Informationen erhoben werden: mütterliches Alter, Familienstand, ethnische Zugehörigkeit, Zyklusanamnese, Medikamente, psychiatrische, chirurgische, geburtshilfliche Vorgeschichte, Sozial- und Familienanamnese sowie die Erfassung aller weiterer Probleme. Außerdem werden Drogenkonsum, Alkohol- und Nikotingebrauch ebenfalls dokumentiert. Hilfreich ist auch die Verwendung einer strukturierten Dokumentation, die üblicherweise in der Hand der Mutter selbst verbleibt (in Deutschland der Mutterpass), um erkennbare Risiken nicht zu übersehen. Bei nachfolgenden Besuchen werden dann alle neu aufgetretenen Probleme erfasst, ebenso wie die Wahrnehmung der Kindsbewegungen durch die Mutter.

Die physiologischen Veränderungen des mütterlichen Körpers in der Schwangerschaft können eine Reihe unterschiedlichster Symptome hervorrufen. Nahezu alle Organsysteme können betroffen sein: Gastrointestinaltrakt (Übelkeit, Erbrechen Ösophagitis, Obstipation, Hämorrhoiden, Zahnfleischhypertrophie) (Abb. 4); Urogenitalsystem (Häufigkeit der Miktion), Mammae (Spannungsgefühl, Vergrößerung, Hyperpigmentation der Mamillen) (Abb. 5); Haut (vermehrte Pigmentation); kardiovaskuläres System (Palpitationen, Dyspnoe) und neurologische Probleme (Karpaltunnel-Syndrom). Andere Veränderungen können auf eine echte

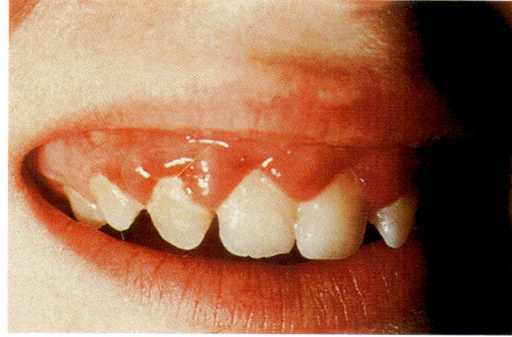

Abb. 4   Hypertrophie des Zahnfleisches

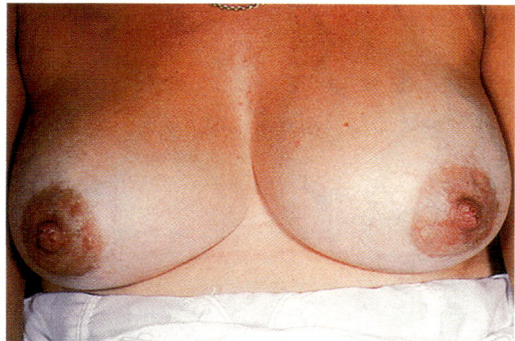

Abb. 5   Veränderungen der Mammae

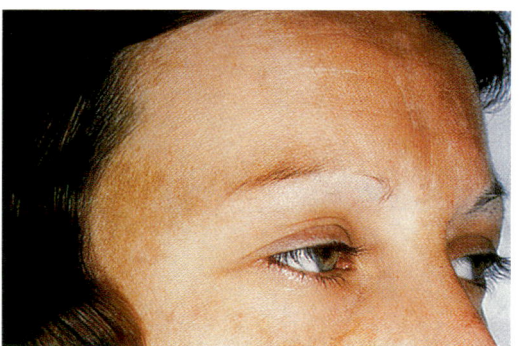

Abb. 6   Chloasma gravidarum (Hyperpigmentation des Gesichtes)

Pathologie hinweisen (z. B. Kopfschmerzen, Bauchschmerzen, wobei die korrekte Einordnung der Symptome oft schwierig ist).

Untersuchung

Beim Erstbesuch ist die Berechnung des Body Mass Index (BMI) sowie die Kontrolle des Blutdruckes wichtig. Untersuchungen des Herz-Kreislauf-Systems, der Mammae und eine gynäkologische Untersuchung werden ebenfalls durchgeführt. Bei allen Vorstellungen werden Blutdruck und Größe der Gebärmutter notiert. Im weiteren Verlauf der Schwangerschaft werden die Lage und Einstellung des Kindes sowie der Bezug des kindlichen Köpfchens zum Becken erhoben und dokumentiert, außerdem erfolgt die Auskultation der kindlichen Herztöne.

Schwangerschaftszeichen

Frühe Schwangerschaftszeichen bestehen in der Veränderung der Mammae (Vergrößerung, Hyperpigmentation, Dilatation der Venen und Montgomery-Knötchen) (Abb. 5) und der Genitalorgane (livide Verfärbung von Vagina und Zervix, Weichwerden und Vergrößerung des Uterus). Weitere Zeichen sind Hypertrophie des Zahnfleisches (Abb. 4), Chloasma gravidarum (Abb. 6), Striae (Abb. 7), Lymphadenopathie, Vergrößerung der Schilddrüse und Varikosis (Abb. 9).

Laboruntersuchungen

Beim Erstbesuch werden eine Urinuntersuchung (auf Glukose, Eiweiß, Ketonkörper) sowie die Entnahme eines Mittelstrahlurins zur Bakterienkultur durchgeführt. Die Blutuntersuchung umfasst ein Blutbild, Bestimmung der Blutgruppe einschließlich Rhesus-Formel, Antikörper-Suchtest, Röteln-Antikörper und serologische Untersuchung auf Hepatitis B, Lues und HIV. Eine Hämoglobin-Elektrophorese ist indiziert bei Frauen aus dem afroamerikanischen, karibischen und Mittelmeerraum sowie aus dem fernen Osten. In der 16. Schwangerschaftswoche kann eine biochemische Untersuchung auf Neuralrohrdefekte und Down-Syndrom erfolgen. Manche Ärzte bieten auch eine Screening-Untersuchung auf Trisomie 21 durch Messung der fetalen Nackenfalte in der 11.–13. Schwangerschaftswoche an (Abb. 29). Eine Urinuntersuchung erfolgt bei allen weiteren Besuchen, die Hämoglobinbestimmung wird regelmäßig, der Antikörpersuchtest wird in der 28. Schwangerschaftswoche wiederholt.

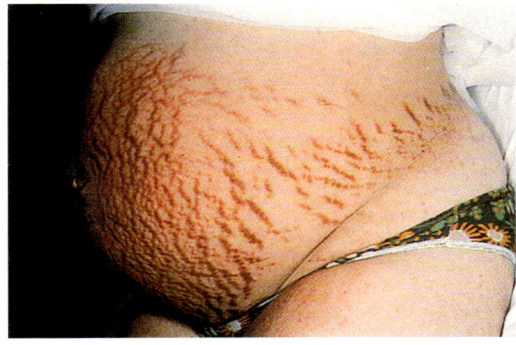

Abb. 7 Schwangerschaftsstreifen (Striae)

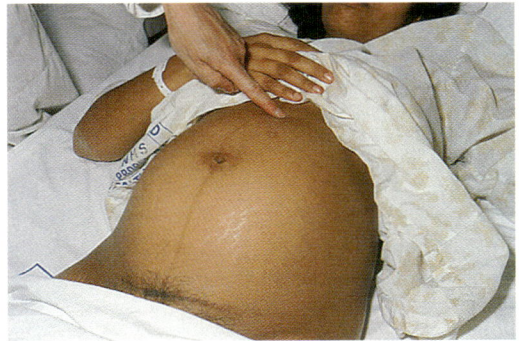

Abb. 8 Linea nigra, periumbilikale Hyperpigmentation und Ausstülpen des Nabels

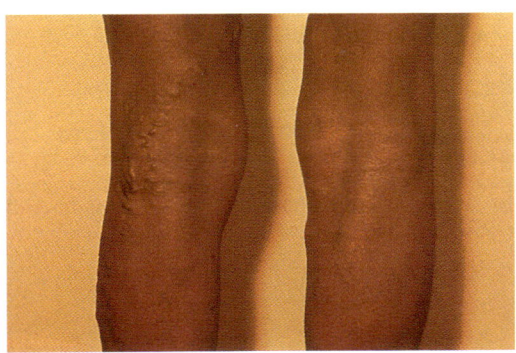

Abb. 9 Varikosis

3 Frühschwangerschaft

Fehlgeburten

Definition Ausstoßung des Konzeptionsproduktes vor der 24. Schwangerschaftswoche (in den USA vor der 20. Woche) ohne, dass der Fetus nach der Geburt Lebenszeichen zeigt. Die meisten Fehlgeburten passieren in den ersten 12 Wochen der Schwangerschaft. In etwa 15–20 % der klinisch festgestellten Schwangerschaften muss mit einer Fehlgeburt gerechnet werden. Habituelle Aborte sind definiert durch das Auftreten von 3 spontanen Aborten in Folge.

Einteilung
- *Drohender Abort:* vaginale Blutung, die Schwangerschaft ist aber intakt
- *Einsetzender Abort:* vaginale Blutung, Einsetzen von Kontraktionen (Schmerzen) und geöffneter Muttermund, allerdings vor der eigentlichen Ausstoßung der Schwangerschaft
- *Inkompletter Abort:* Schwangerschaftsgewebe ist vaginal zu finden, der Uterus ist allerdings noch nicht komplett leer, der Muttermund ist geöffnet (Abb. 10)
- *Kompletter Abort:* das komplette Schwangerschaftsprodukt ist ausgestoßen worden, der Uterus ist leer, der Muttermund geschlossen
- *Verhaltener Abort:* reine Ultraschalldiagnose; kein fetaler Herzschlag sichtbar bei einem Feten mit einer Scheitel-Steiß-Länge von ≥ 6 mm (Abb. 11)
- *Fehlende Anlage des Embryos („blighted ovum"):* leerer Gestationssack von ≥ 20 mm im Ultraschall

Ätiologie Häufig lässt sich keine Ursache finden. Trotzdem wird bei genaueren Untersuchungen eine fetale Fehlbildung (insbesondere chromosomale Störungen) als häufigste Ursache festgestellt. Andere Ursachen sind Störungen des Phospholipid-Stoffwechsels (z.B. Lupus erythematodes), Thrombophilien, Syndrom der polyzystischen Ovarien (PCO), kongenitale Uterusanomalien, zytotoxische Medikamente oder eine Zervixinsuffizienz (bei Fehlgeburten im dritten Schwangerschaftsdrittel).

Klinisches Bild Amenorrhö, kolikartige Schmerzen (40%), Blutung (unterschiedlichster Stärke) (98%), Schock (5%), Eröffnung des Muttermundes und Ausstoßung des Schwangerschaftsproduktes (15%), zufällige Ultraschallbefunde.

Vorgehen Die Diagnosestellung ist insbesondere in der Frühschwangerschaft schwierig, und meist sind mehrere Untersuchungen notwendig. Die Therapie kann konservativ sein, medikamentös (z.B. Gabe von Antigestagenen) oder chirurgisch (Abb. 12). Die Entscheidung wird durch die klinische Situation und durch den Wunsch der Patientin bestimmt.

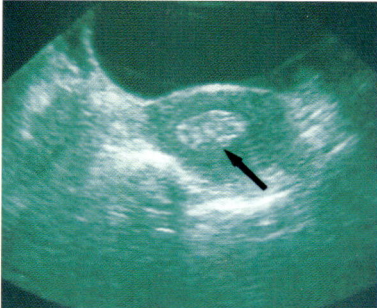

Abb. 10 Inkomplette Fehlgeburt mit Resten des Schwangerschaftsproduktes

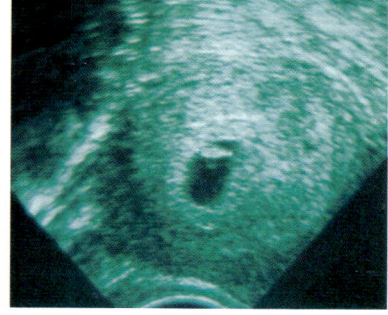

Abb. 11 Vaginalsonographie bei verhaltenem Abort

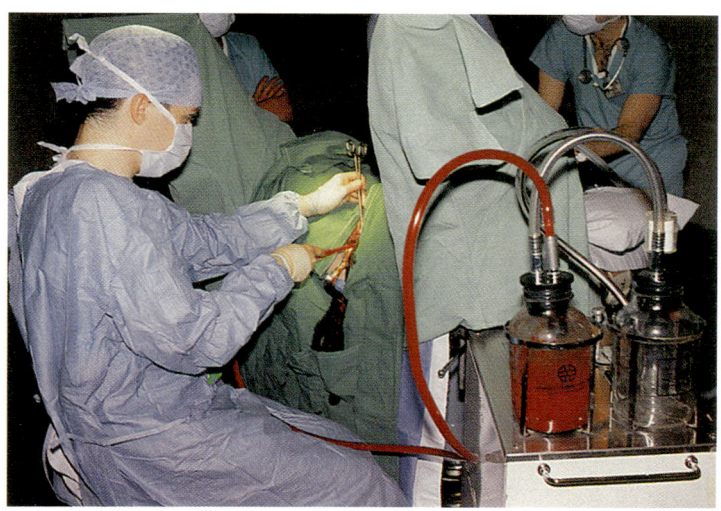

Abb. 12 Saugkürettage bei inkompletter Fehlgeburt

Definition Die Implantation einer Schwangerschaft außerhalb der Gebärmutterhöhle (Abb. 13) kommt bei etwa 1 % aller Schwangerschaften vor. Die häufigste Lokalisation ist der ampulläre Teil des Eileiters (Abb. 14). Andere Möglichkeiten sind Ovar oder freie Bauchhöhle.

Ätiologie Risikofaktoren sind Verletzungen des Eileiters (Z. n. Adnexitis, rekonstruktive Tubenchirurgie, vorausgegangene Tubargravidität), die Verwendung von Intrauterin-Spiralen als Kontrazeption und Techniken der assistierten Reproduktion.

Klinisches Bild *Symptome:* Unterbauchschmerzen (in der Regel einseitig), vaginale Blutung (meist dunkelrote Schmierblutung), Benommenheit und Schulterschmerzen (durch die subdiaphragmale Reizung bei intraperitonealem Blut).

Untersuchungsbefunde: Hypotonie und Tachykardie ohne erkennbare Korrelation zur sichtbaren Blutung, schmerzhafte Palpation der Zervix, Schmerzen im Adnexbereich und gelegentlich tastbare Resistenz im Adnexbereich. Eine Tubarruptur zeigt sich durch plötzlichen Abdominalschmerz gefolgt von Schock und Kreislaufkollaps.

Untersuchungen Durch die Kombination von transvaginaler Ultraschalluntersuchung und Bestimmung des Serum-hCGs (humanes Choriongonadotropin) können unnötige Laparoskopien zur Sicherung der Diagnose vermieden werden. Ab einem hCG-Spiegel von $\geq$ 1500 IU/ml sollte eine intrauterine Fruchtblase sichtbar sein. Die meisten normal verlaufenden intrauterinen Schwangerschaften zeigen einen Anstieg des hCG-Spiegels von mehr als 66 % innerhalb von 48 Stunden. Die meisten ektopen Schwangerschaften allerdings nicht.

Vorgehen Abhängig vom klinischen Erscheinungsbild, von den Befunden der Vaginal-Sonographie und den Serum-hCG-Spiegeln. Mögliche Optionen sind:

Medikamentös: Die intramuskuläre Gabe von Methotrexat sollte nur bei motivierten Patientinnen mit guter Compliance, gering ausgeprägten klinischen Symptomen ohne Kreislaufreaktion und kleinen ektopen Schwangerschaften angewendet werden.

Operativ: Die häufigste Behandlungsform ist die Laparoskopie oder offene Salpingotomie (konservative Chirurgie) oder die Salpingektomie (Entfernung des betroffenen Eileiters) (Abb. 15). Eine Salpingektomie wird meist in den Fällen bevorzugt, in denen die kontralaterale Tube normal erscheint, denn die Salpingotomie birgt in sich das Risiko der Trophoblastpersistenz und eine höhere Rate an Eileiterschwangerschaften in der Folgezeit.

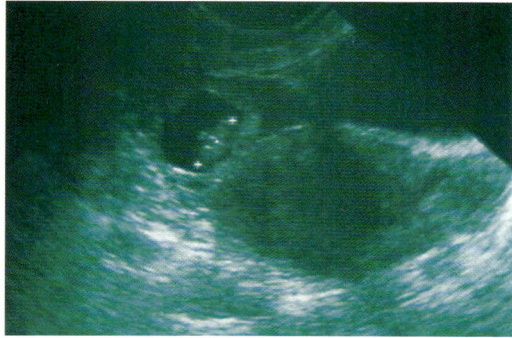

Abb. 13 Vaginales Ultraschallbild mit ektoper Gravidität, Fetus oben links, leeres Uteruskavum

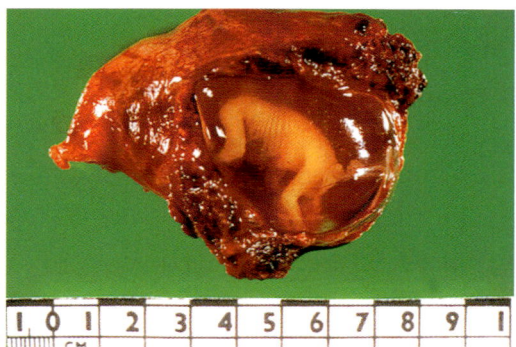

Abb. 14 Pathologiepräparat einer ektopen Schwangerschaft

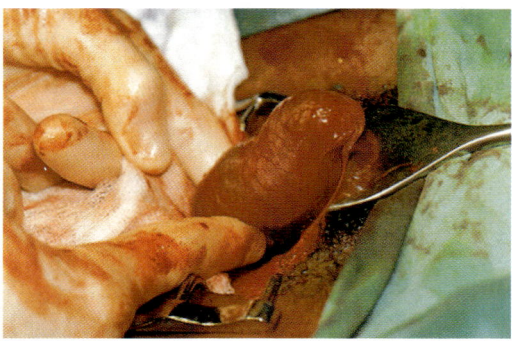

Abb. 15 Tubargravidität während einer Laparotomie

Definition Von der Plazenta ausgehende Neoplasie.

Inzidenz 1 auf 600 Schwangerschaften im Fernen Osten, allerdings nur 1 auf 2000 in den westlichen Ländern.

Pathologie Massive hydropische Schwellung der plazentaren Zotten. Die meisten Veränderungen sind benigne (Blasenmole), zeigen aber pseudomaligne Eigenschaften wie die Möglichkeit zur myometranen Invasion und systemischen Metastasierung. Im Falle einer kompletten Mole (Abb. 16) findet sich kein Fetus. Der Karyotyp ist zwar diploid (46 Chromosomen), allerdings sind alle Chromosomen väterlicher Herkunft. In seltenen Fällen kann eine komplette Mole maligne entarten (Chorionkarzinom). Eine Partialmole (Abb. 17) findet sich immer zusammen mit einem triploiden Feten (69 Chromosomen), wobei der zusätzliche Chromosomensatz väterlicher Herkunft ist. Partialmolen entarten eigentlich nie.

Klinisches Bild Uterine Blutung, außergewöhnlich stark ausgeprägte Schwangerschaftszeichen, Uterus größer als der Schwangerschaftsdauer entsprechend, Abgang von weintraubenartig aussehenden Gewebeanteilen über die Scheide. Präeklampsie und Thyreotoxikose können das klinische Bild komplizieren.

Diagnose Wird meist bei einer Kürettage wegen vermuteten inkompletten Aborts gestellt. Sowohl das typische Ultraschallbild mit „Schneegestöber" (Abb. 18) wie auch sehr hohe hCG-Spiegel weisen meist vorher schon auf die Diagnose hin.

Untersuchungen Gewebe zur histologischen Untersuchung und Karyotypisierung asservieren, Röntgen-Thorax, Serum-hCG; Schilddrüsen-, Leber- und Nierenfunktion, Blutbild, Blutgruppe und Rhesus-Faktor.

Vorgehen Der Uterus wird durch Saugkürettage und Abrasio entleert. Weiteres Monitoring der hCG-Spiegel aus Serum und/oder Urin. Fehlendes Absinken oder erneutes Ansteigen der Serumspiegel sprechen für eine inkomplette Ausräumung, ein invasives Wachstum, Metastasen oder eine maligne Transformation. Meist ist eine Chemotherapie mit Methotrexat ausreichend, und eine Hysterektomie kann vermieden werden. Für zumindest ein Jahr sollte aber auf eine erneute Schwangerschaft verzichtet werden.

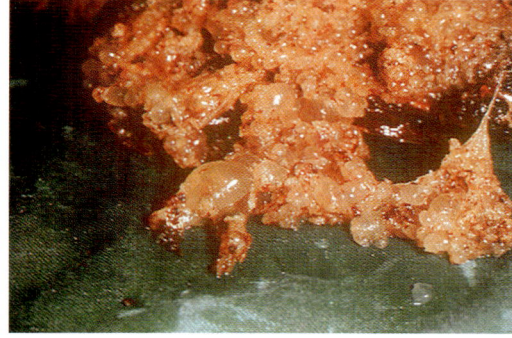

Abb. 16   Komplette Mole

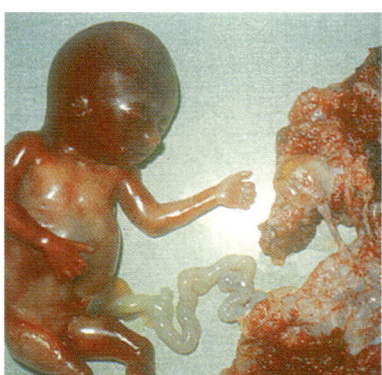

Abb. 17   Partialmole mit triploidem Fetus

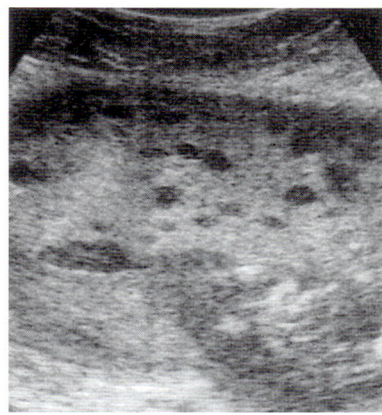

Abb. 18   Ultraschallbild einer Partialmole (multiple echodichte Areale der Plazenta, aber auch fetale Anteile sichtbar)

4 Kongenitale Infektionen

Röteln

Mutter   Inkubationszeit 2–3 Wochen. Makulopapilläres Exanthem (Abb. 19),
Lymphadenopathie, Fieber, Krankheitsgefühl, Konjunktivitis und Husten.
Sicherung der Diagnose durch Bestimmung der Röteln-spezifischen
IgM-Antikörper (Abfall der Spiegel nach 3 Monaten) oder ansteigende
IgG-Titer. Eine Virusisolierung aus dem Rachenabstrich ist möglich.
Nicht immunisierten Frauen sollte eine postpartale Impfung angeboten
werden. Eine versehentliche Impfung in der Frühschwangerschaft ist nicht
mit kongenitalen Defekten assoziiert.

Kind   Eine Infektion im ersten Drittel der Schwangerschaft birgt das Risiko
einer 80–90%igen Schädigung der überlebenden Feten. Die Schäden beinhalten Augenveränderungen (Abb. 20), kardiale Defekte, Mikrozephalie,
mentale Retardierung, thrombozytopenische Purpura, Hepatosplenomegalie und Wachstumsretardierung. Eine Infektion im zweiten Trimester
führt in 10–15% der Fälle zu Taubheit.

Toxoplasmose

Mutter   Meist asymptomatisch. Risikofaktoren sind Kontakt mit Katzen und der
Verzehr von unzureichend gekochtem Fleisch. Die Diagnose wird durch
den Nachweis Toxoplasmen-spezifischer IgM-Antikörper im Serum gestellt.

Kind   Eine fetale Infektion findet nur in einer geringen Zahl der Fälle statt
(20%), von denen 15% kongenitale Defekte entwickeln, wie Wachstumsretardierung, Chorioretinitis, Hydrozephalus und intrakranielle Verkalkungen. Bei Geburt können eine thrombozytopenische Purpura, Hepatosplenomegalie, Ikterus, Fieber, Pneumonie und Krämpfe auftreten.

Lues

Mutter   Das Risiko der fetalen Infektion ist abhängig vom Stadium der Erkrankung bei der Mutter: 90% im Primär- (Schanker) und Sekundärstadium
(disseminierte Lymphadenopathie und Exanthem), 40% im Falle der
latenten Infektion und 10% im Tertiärstadium (Gummata, neurologische
und kardiovaskuläre Manifestation). Die Diagnose wird durch Isolierung
des Erregers (Primär- und Sekundärstadium) und serologische Untersuchungen gestellt. Seropositve Mütter werden in der Regel mit Penicillin
behandelt.

Kind   Ein Viertel der fetalen Lues-Infektionen endet durch Fehlgeburten, ein
weiteres Viertel durch vorzeitige Wehen oder fetale Wachstumsretardierung und die Hälfte in kongenital infizierten Neugeborenen. Mögliche
Ultraschallbefunde sind Hydrops fetalis, Polyhydramnion oder Hepatome-
galie. Sowohl Fruchtwasser wie fetales Blut können direkt auf Treponema
pallidum untersucht werden. Die meisten Neugeborenen sind asymptomatisch, allerdings kann in Einzelfällen eine frühe kongenitale Lues auftreten (Exanthem, Hepatosplenomegalie, Lymphadenopathie, Ödeme)
Die Behandlung erfolgt mit Penicillin.

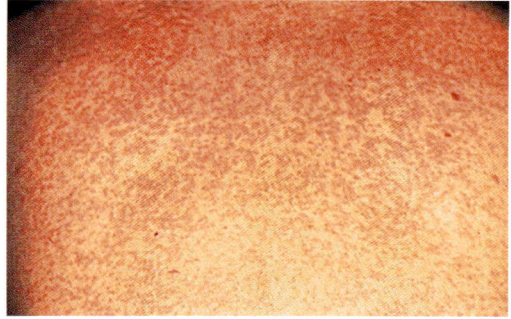

Abb. 19   Maternales Röteln-Exanthem

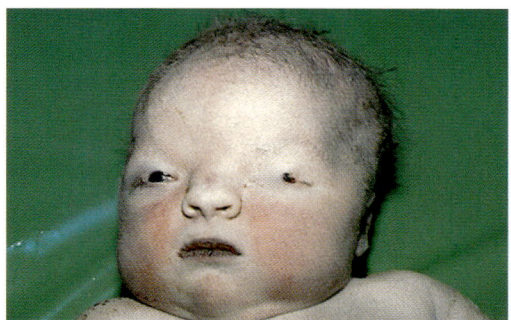

Abb. 20   Röteln-bedingte Mikrophthalmie

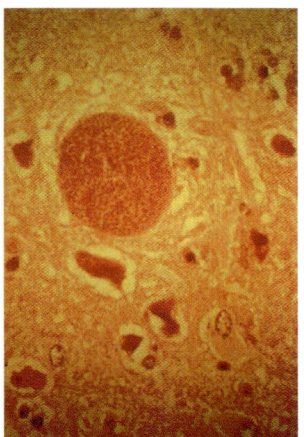

Abb. 21   Toxoplasmen im fetalen Gehirn

Zytomegalievirus

Mutter   Nahezu immer asymptomatisch. Sollte eine Zytomegalievirus-Infektion (CMV) vermutet werden, kann das Virus aus Zervikalsekret oder Urin isoliert werden. Auch eine Reaktivierung der Infektion ist möglich, dann allerdings mit minimalen Risiken für das Kind.

Kind   In etwa 30–40% der maternalen Infektionen kommt es zu einer Übertragung auf den Feten. Von den infizierten Kindern weisen 5–7% bei Geburt eine Symptomatik im Sinne einer thrombozytopenischen Purpura (Abb. 22); Hepatosplenomegalie, Chorioretinitis, Mikrophthalmie, Nephritis, Mikrozephalie, Taubheit, mentale Retardierung, zerebrale Verkalkungen und Wachstumsretardierung auf. Die Diagnose wird durch die Isolierung des Virus gestellt. In der Histologie weisen CMV-infizierte Zellen häufig zytoplasmatische Einschlusskörperchen (Viruspartikel, umgeben von Lysosomen) (Abb. 23) auf.

Parvovirus

Mutter   Fieber, Krankheitsgefühl und selten postinfektiöse Gelenkschmerzen. 20% der Infektionen beim Erwachsenen sind asymptomatisch.

Kind   Die fetale Infektion kann zu aplastischen Krisen mit Anämie, Myokarditis und fetalem Hydrops (Abb. 24) führen. Im zweiten Trimester steigt die Abortrate auf 1 zu 10, wobei diese etwa 4–6 Wochen nach Exposition auftreten. Das Risiko sinkt deutlich nach der 20. Schwangerschaftswoche. Die fetale Anämie kann durch intrauterine Transfusionen behandelt werden.

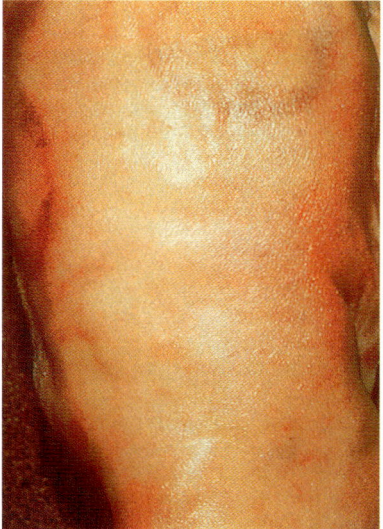

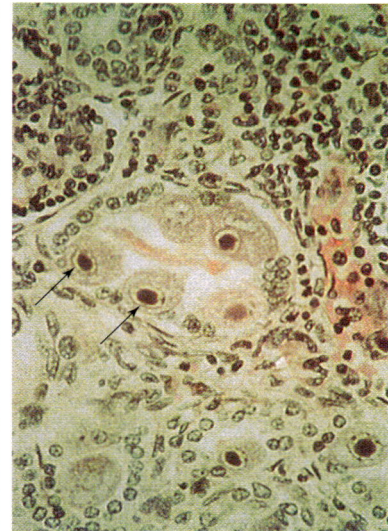

Abb. 22 Zytomegalievirus (CMV): Hautmanifestation am Rumpf

Abb. 23 Zytomegalievirus (CMV):
intrazelluläre Einschlusskörperchen in der
fetalen Niere

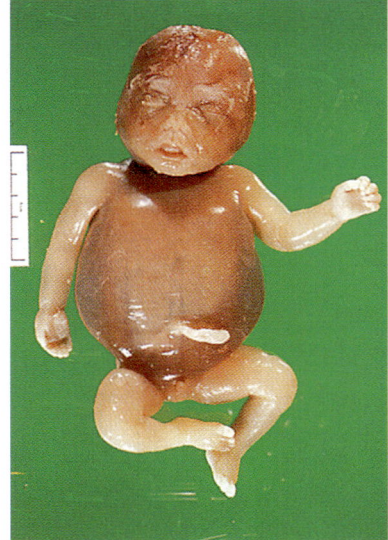

Abb. 24 Fetale Parvovirusinfektion mit
Hydrops fetalis

Varicella zoster (Windpocken)

Mutter   Die Symptome beinhalten Fieber, allgemeines Krankheitsgefühl und ein juckendes makulopapilläres Exanthem, welches sich über den ganzen Körper ausdehnt und später in Bläschen übergeht. Die Inkubationszeit beträgt 10–20 Tage, die Übertragung erfolgt durch Tröpfcheninfektion. Eine Person gilt bereits 48 Stunden vor Ausbruch des Exanthems als infektiös. Eine Pneumonie kann in 10% der Fälle bei Erwachsenen auftreten und verläuft in 6% tödlich. Die mütterliche Infektion kann durch die Applikation von Varizellen-spezifischem Immunglobulin verhindert werden, die Ausprägung der Erkrankung wird durch die Gabe von Aciclovir abgeschwächt.

Kind   In 1–2% der Fälle einer maternalen Infektion vor der 20. Schwangerschaftswoche kommt es zum kongenitalen Varizellen-Syndrom. Es umfasst Mikrozephalie, kortikale Atrophie, Hypoplasie der Extremitäten (Abb. 25) und schwere Vernarbungen der Haut. Die Gabe von spezifischen Immunglobulinen könnte das Risiko eventuell vermindern. Peripartale Infektionen bergen das Risiko einer schweren neonatalen Varizellen-Infektion mit ausgedehntem Exanthem (Abb. 26), Thrombozytopenie, Hepatosplenomegalie, Ikterus und Meningoenzephalitis. Asymptomatische Neugeborene können später eine Gürtelrose (Herpes zoster) als Zeichen einer Reaktivierung der in Utero erworbenen Infektion entwickeln (Abb. 27).

Listeriose

Mutter   Die Infektion mit *Listeria monocytogenes* ist in der Regel asymptomatisch. Gelegentlich können Grippe-ähnliche Symptome mit Diarrhö und Bauchschmerzen auftreten. Der Verzehr von Rohmilchprodukten und rohem Gemüse sollte vermieden werden. Die Behandlung erfolgt mit Ampicillin.

Kind   Eine kongenitale Infektion tritt nur im Falle einer erheblichen Kolonisation bei der Mutter auf. In der Frühschwangerschaft kommt es zu Fehlgeburten, im weiteren Verlauf zu Frühgeburten. Die überlebenden Kinder zeigen dann entweder ein frühes oder spätes Einsetzen der Erkrankung. Im ersten Fall findet sich eine diffuse Septikämie mit entsprechenden Hautveränderungen (Abb. 18) sowie pulmonalen, hepatischen und neurologischen Schäden (die Mortalität beträgt 90%). Beim späten Einsetzen der Symptome, wobei vermutet wird, dass die Infektion unter der Geburt erst erworben wurde, finden sich Meningitis mit geistiger Retardierung und/oder ein Hydrozephalus (Mortalität 40%).

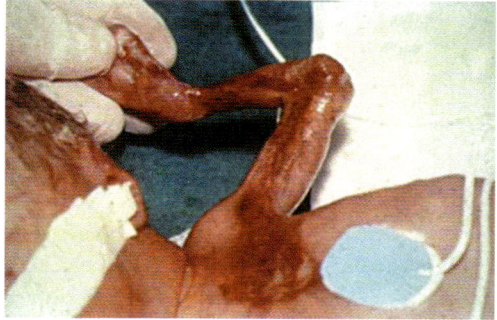

Abb. 25 Extremitätenhypoplasie durch fetale Varizelleninfektion. (Abbildung mit Genehmigung durch Frau Gisela Enders, Institut für Virologie, Infektiologie und Epidemiologie, Stuttgart)

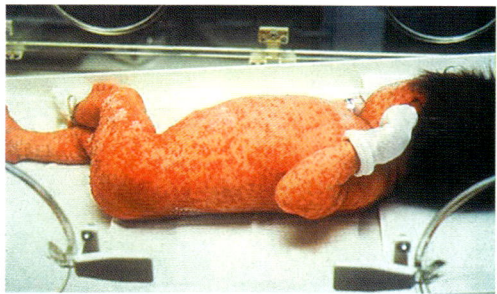

Abb. 26 Disseminierte neonatale Varizellen

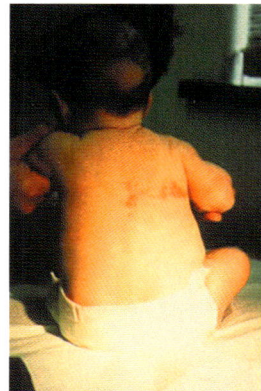

Abb. 27 Herpes zoster (Gürtelrose)

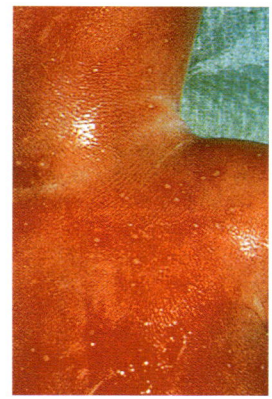

Abb. 28 Hautmanifestation einer Listeriose

5 Pränataldiagnostik

Übersicht

In den letzten 20 Jahren wurden auf dem Gebiet der Pränataldiagnostik erhebliche Fortschritte erzielt.

Bildgebende Verfahren

Die Auflösung der Ultraschallgeräte hat sich deutlich verbessert (Abb. 29), und in schwierigen Fällen kann eine Magnetresonanztomographie (MRT) durchgeführt werden (siehe Kapitel 7).

Geburtshilfliche Eingriffe

Diese werden unter Sonographie-Kontrolle durchgeführt und beinhalten die Plazentapunktion (Chorionzottenbiopsie, „chorionic villus sampling", CVS), die Amniozentese, die Blutentnahme beim Kind und die fetale Gewebeentnahme.

Labormethoden

Hier sind die Chromosomenanalyse (Karyotypisierung) in der Metaphase, entweder direkt oder nach Zellkultur, zu erwähnen, ebenso wie DNA-Analysen, Enzymuntersuchungen und Bestimmung der hämatologischen Parameter. Die Fluoreszenz-in-situ-Hybridisierung (FISH) (Abb. 30) stellt eine relativ neue Methode dar, die die Zählung der Chromosomen in der Interphase erlaubt. So können schwerwiegende Aneuploidien bereits nach 24–48 Stunden ausgeschlossen oder bewiesen werden.

Chorionzottenbiopsie

Vorgehen Die Biopsie zur Aspiration von Zellen kann transabdominal (Abb. 31) oder transzervikal erfolgen, wobei die erste Methode in der Regel bevorzugt wird.
Aus den Chorionzotten können dann Chromosomenanalysen, DNA-Untersuchungen (z. B. bei zystischer Fibrose, Hämoglobinopathien, Duchenne-Muskelatrophie) und Enzymuntersuchungen (bei angeborenen Stoffwechselstörungen) erfolgen.

Risiken Das Risiko ist stark abhängig vom Gestationsalter. Je früher die Schwangerschaft, umso höher ist das Abortrisiko (z. B. etwa 20% in der 11. Woche und ca. 1% in der 16. Schwangerschaftswoche). Zusätzliche Risiken stellen der vorzeitige Blasensprung, die Infektion, die Rhesus-Sensibilisierung und intrauterine Verletzungen dar. Die Chorionzottenbiopsie wird nur sehr selten vor der 10. Schwangerschaftswoche durchgeführt, da es hier gehäuft zu Extremitätenfehlbildungen kommen kann.

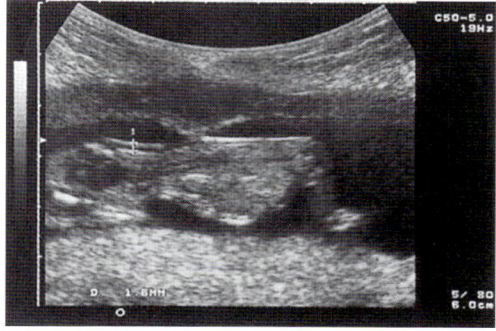

Abb. 29 Messung der Nackentransparenz

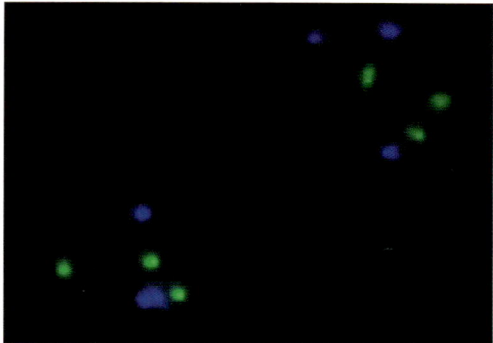

Abb. 30 FISH mit zwei triploiden Zellen (jeweils drei Kopien des Chromosoms)

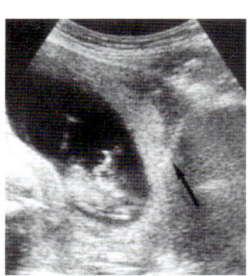

Abb. 31 Transabdominale Chorionzottenbiopsie (der Pfeil weist auf die Nadel hin)

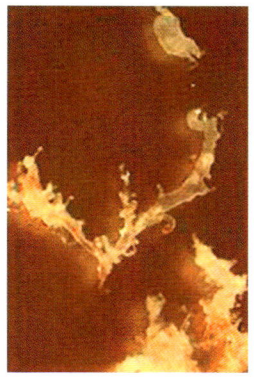

Abb. 32 Chorionzotten, leichte Vergrößerung

Amniozentese

Vorgehen Fruchtwasser wird durch transabdominale Punktion der Fruchthöhle mit einer 18–20-Gauge-Spinalnadel unter Ultraschallsicht gewonnen (Abb. 33–35). Die Untersuchung erfolgt meist nach Abschluss des ersten Trimesters, in der Regel in der 16. Schwangerschaftswoche.

Indika-tionen Chromosomenuntersuchungen (auf chromosomale Störungen, fetale Geschlechtsbestimmung bei X-chromosomalen Erbgängen), angeborene Stoffwechseldefekte (Enzyme, Metaboliten), DNA-Analyse (sofern eine spezifische Gen-Sonde vorhanden ist) und im weiteren Verlauf der Schwangerschaft zur Überwachung bei Rhesus-Inkompatibilität (siehe Kapitel 9).

Risiken Eine Fruchtwasseruntersuchung nach der 15. Schwangerschaftswoche geht mit einem Abortrisiko von 1% einher. Wird die Untersuchung früher durchgeführt, steigt das Risiko für spätere Atemstörungen und urogenitale Fehlbildungen. Eine zu einem späteren Zeitpunkt in der Schwangerschaft durchgeführte Amniozentese kann zum vorzeitigen Blasensprung, zur Chorioamnionitis oder zu vorzeitigen Wehen führen. Eine Rhesus-Sensibilisierung kann zu jedem Zeitpunkt auftreten (wie bei jeder der invasiven Maßnahmen). Deshalb muss bei Rhesus-negativen Patientinnen die Gabe von Anti-D-Immunglobulin erfolgen.

Fetale Blutentnahme und andere Maßnahmen

Eine Blutentnahme beim Feten kann ab der 18. Woche durch Punktion der Nabelschnur erfolgen, obwohl manchmal auch andere Lokalisationen gewählt werden (z. B. der intrahepatische Anteil der Nabelvene, Abb. 36). Die Blutprobe wird dann verwendet, um bei angeborenen Störungen der Hämoglobin-Synthese, angeborenen Stoffwechselstörungen, Chromosomenanomalien, fetalen Virusinfektionen, Rhesus-Inkompatibilität, unklarem Hydrops fetalis oder Anämie weiter untersucht zu werden. Die Risiken der Punktion sind insbesondere Fehlgeburten, Verletzungen, Blutverlust, Kindstod, vorzeitiger Blasensprung und vorzeitige Wehen sowie die Rhesus-Immunisierung. Fetale Haut- und Leberbiopsien werden heutzutage allerdings aufgrund der Fortschritte in der Molekulargenetik nur noch sehr selten gebraucht, da die Diagnose vieler Erkrankungen aus Plazentagewebe gestellt werden kann und die Notwendigkeit der histologischen Untersuchung der betroffenen Organe somit entfällt.

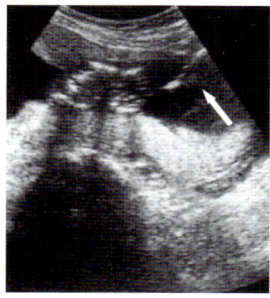

Abb. 33 Ultraschallbild
einer Amniozentese (der Pfeil
markiert die Nadel)

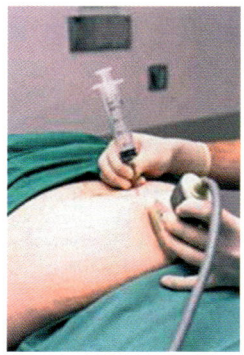

Abb. 34 Amniozentese:
Einführen der Nadel unter
Ultraschallsicht

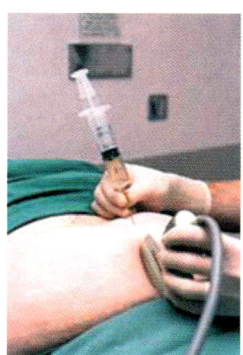

Abb. 35 Amniozentese:
Aspiration des Frucht-
wassers

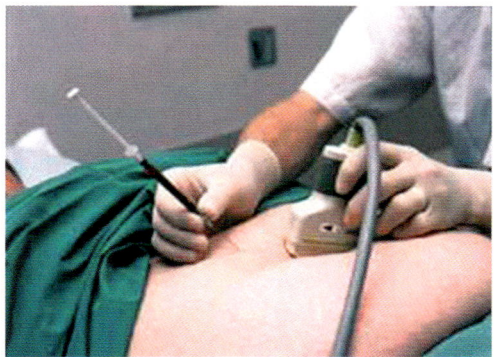

Abb. 36 Fetalblut-Entnahme

6 Chromosomale Störungen

Down-Syndrom (Trisomie 21)

Inzidenz Auftreten bei 1 von 700 Geburten, mit steigender Inzidenz bei zunehmendem mütterlichem Alter (1 auf 2000 bei 25-Jährigen, 1 auf 365 bei 35-Jährigen und 1 auf 100 bei 40-Jährigen). Das Wiederholungsrisiko wird im Wesentlichen durch das mütterliche Alter bestimmt, außer bei einer sehr selten vorkommenden balancierten Translokation bei einem der Eltern.

Ätiologie Trisomie 21 in 94 % der Fälle (Abb. 37). Nicht balancierte Translokationen in 3 % (wovon es sich in der Hälfte der Fälle um Neumutationen handelt) und Mosaike in den verbleibenden 3 %.

Klinisches Erscheinungsbild Erhöhtes Risiko für Fehlgeburten, Wachstumsretardierung, typische hypotone Gesichtszüge (Abb. 38), Brachyzephalie, singuläre palmare Hautfalte, kardiale Fehlbildungen (40 %), Duodenalatresie, unterschiedliche intellektuelle Fähigkeiten, meist gering ausgeprägte Lernschwierigkeiten.

Präpartales Screening Es gibt die verschiedensten Methoden mit unterschiedlichen Sensitivitäten und positiven Vorhersagewahrscheinlichkeiten. Universell verfügbar ist der „double test", der in der 15.–19. Schwangerschaftswoche aus mütterlichem Blut durchgeführt wird. Erniedrigte Werte von α-Fetoprotein und erhöhte Werte von hCG gehen mit einem erhöhten Risiko einher. Frauen mit einem aus Alter und Bestimmung der obigen Serumparameter berechneten Risiko von mehr als 1 zu 250 wird eine weiterführende Diagnostik (siehe unten) angeboten. Im Falle des „triple-" oder „quadriple tests" werden unkonjugiertes Estriol und Inhibin zusätzlich in die Berechnung mit einbezogen, und so die Sensitivität weiter gesteigert. In der letzten Zeit ist durch die Messung der Nackentransparenz („nuchal translucency") in der 11. bis 13. Schwangerschaftswoche ein weiteres, sehr sensitives Verfahren zum Screening auf Down-Syndrom hinzugekommen (Abb. 29). Bei Frauen über 37 Jahren oder in Fällen von Auffälligkeiten in vorausgegangenen Schwangerschaften wird oft direkt eine weiterführende Diagnostik (Amniozentese oder Chorionzottenbiopsie) angeboten.

Edward-Syndrom (Trisomie 18)

Inzidenz 1 zu 3000 Lebendgeburten, das Risiko steigt mit dem mütterlichen Alter.

Ätiologie Trisomie 18 (Abb. 39).

Klinisches Erscheinungsbild Fehlgeburten/intrauteriner Fruchttod, Wachstumsretardierung, schwere Lernprobleme, Herzfehler, Lungenhypoplasie, zusammengeballte Fäuste mit überlappenden Fingern (Abb. 40), Omphalozele, Plexus choroideus Zysten, urogenitale Fehlbildungen. Die meisten Kinder sterben innerhalb weniger Monate, weniger als 10 % überleben das erste Jahr.

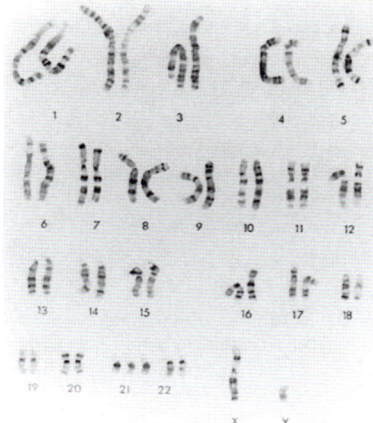

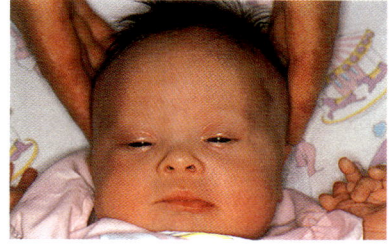

Abb. 38 Neugeborenes mit Down-Syndrom (Trisomie 21)

Abb. 37 Karyotyp bei Trisomie 21

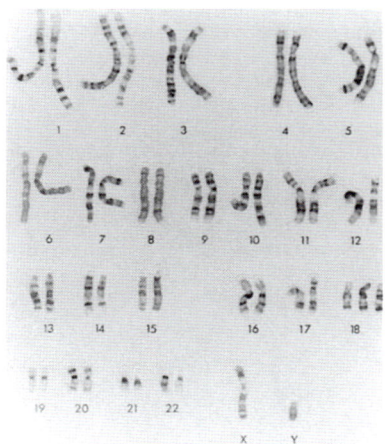

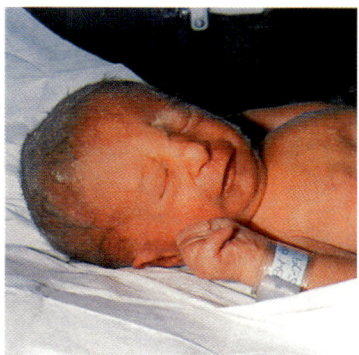

Abb. 40 Neugeborenes mit Edward-Syndrom

Abb. 39 Karyotyp bei Trisomie 18

Pätau-Syndrom (Trisomie 13)

Inzidenz   Selten. Geringes Wiederholungsrisiko. Das Risiko steigt mit dem mütterlichen Alter.

Ätiologie   Trisomie 13 (Abb. 41).

Klinisches Erscheinungsbild   Fehlgeburten/intrauteriner Fruchttod, Wachstumsretardierung, Mittel-
liniendefekte des Gesichts, Augen, Großhirn, Holoprosenzephalie, Lippen-
Kiefer-Gaumen-Spalte (Abb. 42). Schwere Lernprobleme, Taubheit,
Polydaktylie, kongenitale Herzfehler und Kryptorchismus. Weniger als
20% überleben das erste Jahr.

Ullrich-Turner-Syndrom (45, X0)

Inzidenz   Tritt in 1 auf 500 Lebendgeburten auf. Das Auftreten ist normalerweise
sporadisch, d.h. ohne Zusammenhang zum mütterlichen Alter oder zur
Familienanamnese.

Ätiologie   Singuläres X-Chromosom.

Klinisches Erscheinungsbild   Ein Ullrich-Turner-Syndrom tritt oft als Fehlgeburt oder intrauteriner
Fruchttod auf, meist in Kombination mit einem zystischen Hygroma colli
(Abb. 43) oder einen Hydrops fetalis (Abb. 44).
Häufig vorkommend sind Wachstumsretardierung, breiter Brustkorb mit
weit auseinander stehenden Brustwarzen, niedriger Haaransatz, kurzer
Hals und Cubitus valgus. In 10% der Fälle findet sich eine Aorten-
isthmusstenose, leichte Intelligenzdefekte werden als typisch angesehen.
Frauen mit Ullrich-Turner-Syndrom zeigen einen Minderwuchs und ein
Fehlen der sekundären Geschlechtsmerkmale. Sie haben Stranggonaden
und sind infertil. Eine Östrogen-Substitution ist deswegen notwendig.

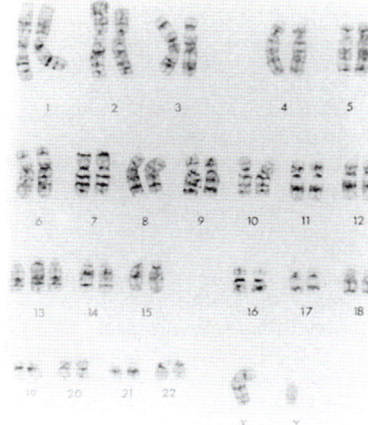

Abb. 41 Karyotyp bei Trisomie 13

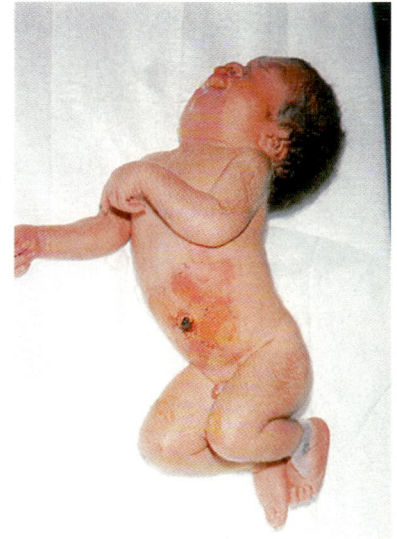

Abb. 42 Neugeborenes mit Pätau-Syndrom (Trisomie 13)

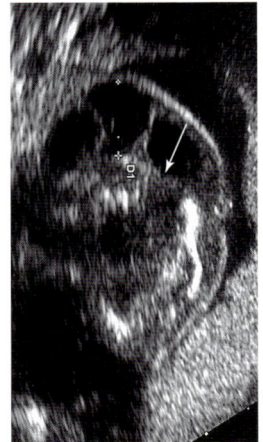

Abb. 43 Ultraschallbild mit zystischem Hygroma colli

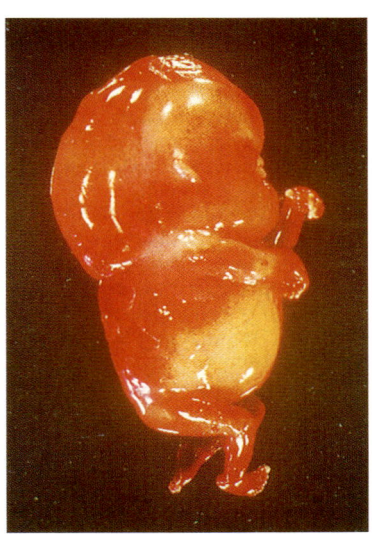

Abb. 44 Fetus mit Ullrich-Turner-Syndrom

7 Bildgebende Verfahren

Ultraschall

Allge-meines
In Deutschland sind in den Mutterschaftsrichtlinien 3 Ultraschalluntersuchungen vorgesehen: die Erste in der 9.–12 SSW, die Zweite in der 19.–22. SSW und die Dritte in der 29.–32. SSW.

Prinzip
Alle Ultraschallgeräte arbeiten nach demselben technischen Prinzip. Die Ultraschallsonde wird entweder über dem Abdomen oder transvaginal platziert, wobei die Verwendung von Gel eine gut Ankopplung an das Gewebe ermöglicht. Die Erkennung von Strukturen erfolgt im Schall nach demselben Prinzip wie beim Sonar oder Radar. Für diagnostische Zwecke wird ein Impuls von 1 ms (in der Regel bei einer Frequenz von 3,5 MHz) abgestrahlt, gefolgt von einer Pause von 1 ms, um das reflektierte Signal wieder aufzunehmen. Durch die schnelle Abfolge der Signale kann dann ein Bild in Echtzeit („real time") erzeugt werden (Abb. 45).
Durch die Verwendung einer Doppler-Sonographie zur Erkennung von Blutflussgeschwindigkeiten kann auch ein reales Farbbild mit Darstellung der Blutgefäße erreicht werden (Abb. 46).
Neuere technologische Entwicklungen ermöglichen zusätzlich die Darstellung eines dreidimensionalen Bildes (3-D). Insbesondere zur Darstellung feiner Strukturen (z. B. bei Gesichtsfehlbildungen) ist diese Maßnahme sinnvoll.

Anwen-dung
Festellen der fetalen Vitalität, Diagnose fetaler Anomalien, extrauterine Gravidität, Mehrlingsschwangerschaft und Trophoblaststörungen. In der ersten Hälfte der Schwangerschaft wird der Ultraschall zur Bestimmung des Gestationsalters herangezogen, in der zweiten Hälfte zur Festlegung der Plazentalokalisation, der fetalen Einstellung, zur Dokumentation des fetalen Wachstums und der fetalen Bewegungen und um das Fruchtwasservolumen zu berechnen. Für jede invasive Maßnahme, wie z. B. bei einer Amniozentese, ist der Ultraschall unabdingbar.

Andere Möglichkeiten der Bildgebung

Die Fetoskopie (direkte endoskopische Betrachtung) ist invasiv, risikobehaftet und spezifischen Indikationen vorbehalten (z. B. Laser-Ablation plazentarer Gefäße beim fetofetalen Transfusionssyndrom). Die fetale Kernspintomographie (NMR, MRI) ist in der letzten Zeit insbesondere zur Darstellung zentralnervöser Fehlbildungen immer interessanter geworden (Abb. 47).

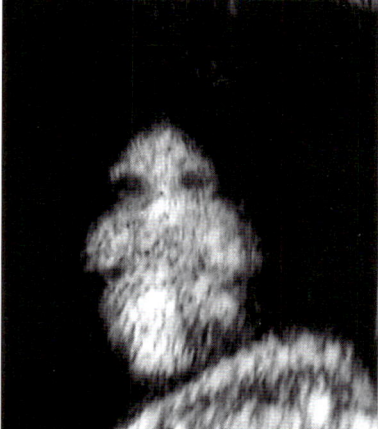

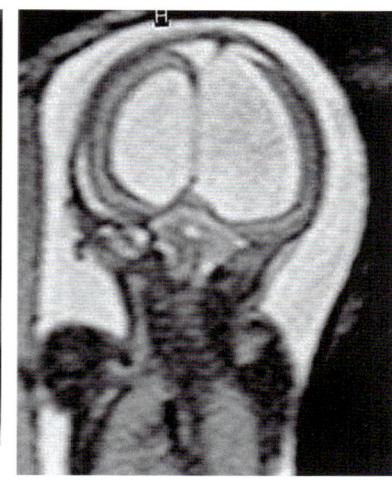

Abb. 45 Ultraschallbild eines kindlichen Gesichts (Nasenlöcher, Lippen und Kinn)

Abb. 47 Fetale Kernspintomographie mit Ventrikulomegalie

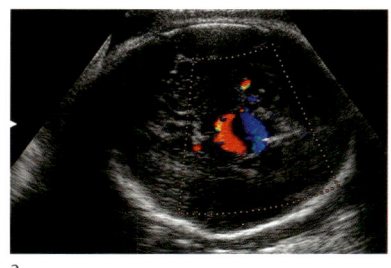

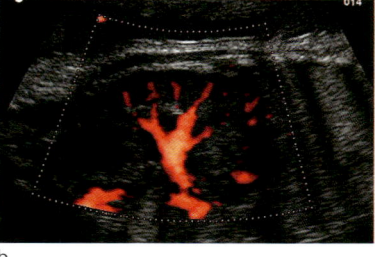

a   b

Abb. 46 (a) Ultraschall mit Farbdoppler, um den Blutfluss im fetalen Herzen darstellen zu können;
(b) Power-Doppler mit Darstellung der renalen Gefäßanatomie

8 Kongenitale Defekte

Störungen des Neuralrohres

Formen Spina bifida (Meningomyelozele, Meningozele) Anenzephalus, Enzephalozele

Inzidenz In Großbritannien wird die Häufigkeit mit etwa 1:1000 angegeben, bei allerdings erheblicher geographischer Bandbreite. In den letzten 20 Jahren ist die Inzidenz dort allerdings um etwa 90% gesunken, da durch die Einführung der präpartalen Screening-Programme (s.u.) die Rate an Schwangerschaftsabbrüchen bei Betroffenen zugenommen hat.

Ätiologie Kombination von genetischen Faktoren und Folsäuremangel.

Prävention Frauen ohne relevante anamnestische Risiken für Neuralrohrdefekte sollten über mindestens 2 Monate vor der Konzeption und bis zum Ende des ersten Trimenons 400 µg Folsäure täglich zu sich nehmen.
Frauen mit entsprechenden eigenen oder anamnestischen Risiken und Frauen, die Folsäureantagonisten (z.B. Antikonvulsiva) zu sich nehmen, sollten täglich 5 mg Folsäure in der Phase vor der Konzeption einnehmen.

Pränatales Screening Zwischen der 16. und 18. Woche kann eine Bestimmung des α-Fetoproteins (AFP) im mütterlichen Serum erfolgen. Werte unter dem 2,3–2,5-fachen des Medians der Bevölkerung sprechen für ein geringes Risiko für Neuralrohrdefekte. Höhere Werte gehen mit einer höheren Wahrscheinlichkeit einher, wobei aber auch andere Ursachen wie Bauchwanddefekte, Mehrlingsschwangerschaften und Blutungen in der Schwangerschaft berücksichtigt werden müssen. Bei erhöhten AFP-Spiegeln wird eine detaillierte Ultraschalluntersuchung durchgeführt (Abb. 48). Die Magnetresonanztomographie kann bei der Abklärung schwieriger Fälle hilfreich sein (Abb. 49).

Klinisches Erscheinungsbild
- *Spina bifida:* flüssigkeitsgefüllte Aussackung, meist mit neuronalem Gewebe und einem darunter liegenden Defekt der Wirbelkörper: 94% finden sich in der lumbosakralen Region (Abb. 50). Das Ausmaß der Behinderung variiert sehr und kann Paralyse der unteren Extremitäten, Harn- und Stuhlinkontinenz, Extremitätenfehlbildungen, Hüftluxationen, Harnwegsinfekte und Hydrozephalus (70%) umfassen.
- *Anenzephalus:* Fehlen des Großhirns und der Schädelkalotte, Gesichtsfehlbildungen (Abb. 51). Mit dem Leben nicht vereinbar.
- *Enzephalozele:* Ausstülpung der Meningen und des Gehirns durch die Kalotte (meist okzipital) (Abb. 52).

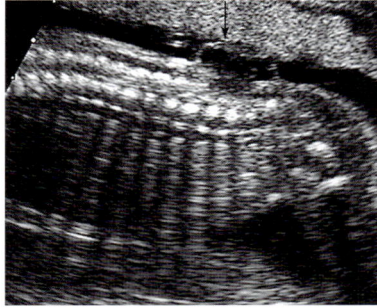 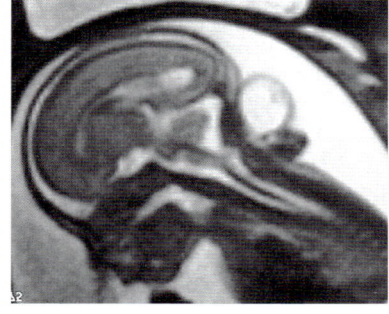

Abb. 48 Ultraschallbild mit lumbo-
sakraler Meningozele (Spina bifida)

Abb. 49 MRT einer zervikalen Meningozele

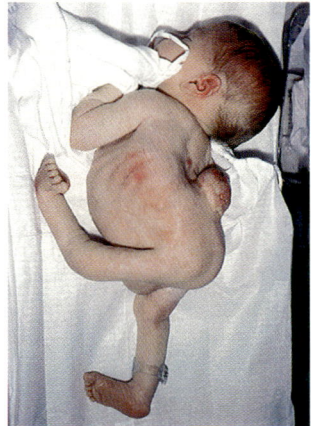 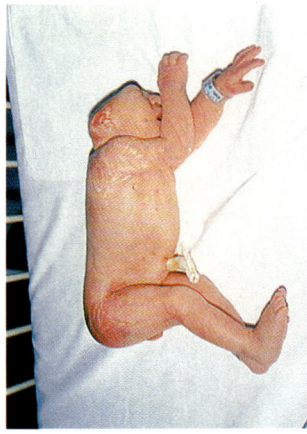

Abb. 50 Neugeborenes mit
Spina bifida

Abb. 51 Anenzephalus

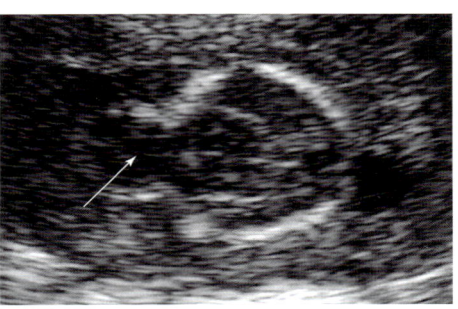

Abb. 52 Ultraschallbild einer okzipitalen Enzephalozele

Schädel-Hirn-Defekte

Ventrikulomegalie/Hydrozephalus

Definition Eine Ventrikulomegalie ist gekennzeichnet durch die massive Vergrößerung der intrazerebralen Ventrikel mit Zunahme der zerebrospinalen
Flüssigkeit (Abb. 53). Bei entsprechender Vergrößerung des Schädels
spricht man von Hydrozephalus (Abb. 54).

Ätiologie Kann isoliert auftreten oder als Folge von Aquädukt-Stenosen, intra-
ventrikulären Einblutungen, fetalen Virusinfektionen (z. B. Zytomegalie)
oder Neuralrohrdefekten. Auch ein Zusammenhang mit Aneuploidie
ist bekannt. Die Diagnose wird im Ultraschall gestellt, ggf. in Kombination
mit anderen Untersuchungen (z. B. Virussuche, Karyotypisierung). Sollte
nicht mit der Holoprosenzephalie oder Porenzephalie (Abb. 55) verwech-
selt werden.
Ein MRT kann zur weiteren Abklärung hilfreich sein.

Prognose Die Prognose ist sehr variabel, und pränatal sehr schwer einzuschätzen.
Mit einer schlechten Prognose gehen weitere Faktoren wie eine schwere
Ventrikulomegalie mit kortikaler Ausdünnung und ein schnelles Wachstum des Schädels einher.
Nach der Geburt wird meist eine ventrikuläre Ableitung angelegt, trotzdem kann das Kind irreversibel geschädigt sein. Bei geringer, pränatal
diagnostizierter Ausprägung der Ventrikulomegalie kann aber auch eine
normale Entwicklung möglich sein. Da das Ausmaß der Ventrikulomegalie
nicht streng mit der Prognose zu korrelieren ist, wird zur Abschätzung
des weiteren Verlaufes das Vorhandensein von weiteren Fehlbildungen
(z. B. Neuralrohrdefekte, Aneuploidie) herangezogen.

Mikrozephalie

Definition Kopfumfang von 3 oder mehr Standardabweichungen unterhalb des
Medians.

Ätiologie Meist unbekannt, wobei eine familiäre Häufung zu beobachten ist.
Mögliche Ursachen können eine kongenitale Virusinfektion (z. B. Röteln),
angeborene Stoffwechselstörungen, mütterliche Phenylketonurie und eine
Reihe von genetischen Defekten sein. Die Prognose ist abhängig von der
Ursache.

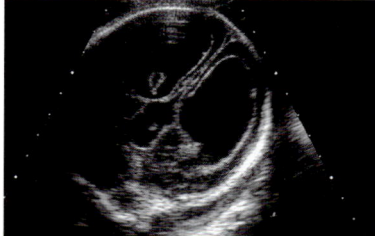

Abb. 53 Ultraschallbild des Schädels mit Ventrikulomegalie

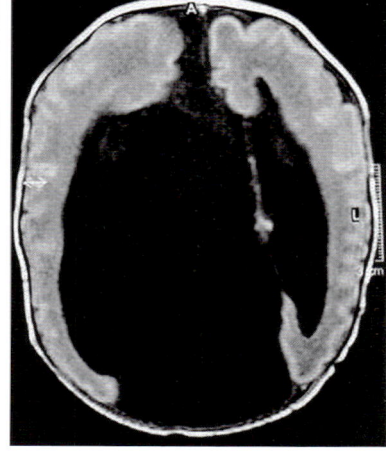

Abb. 55 Fetales NMR mit Porenzephalie

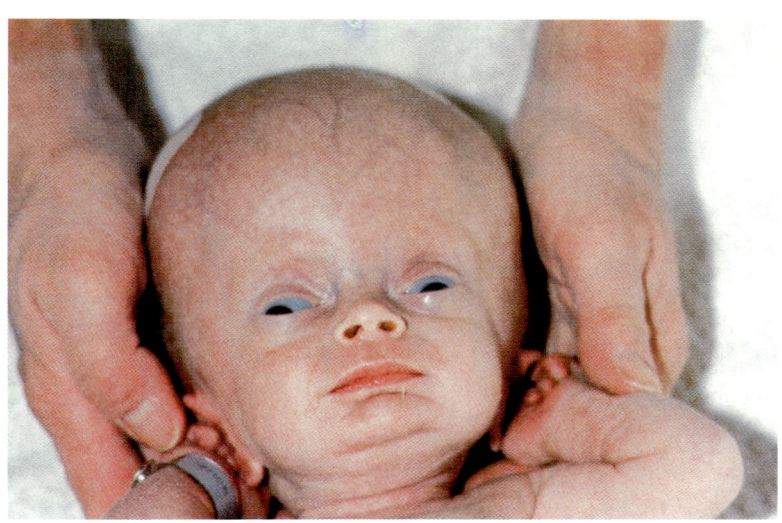

Abb. 54 Neugeborenes mit Hydrozephalus

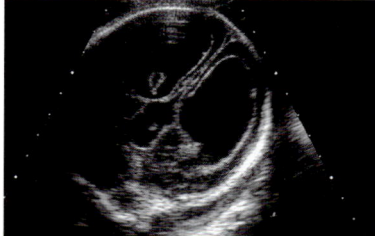

8

Kongenitale Defekte

33

Gastroschisis und Omphalozele

Pathologie Selten. Fehlende oder unzureichende Rotation des Darmes und damit verbunden das Ausbleiben der Rückverlagerung der Darmschlingen in den Bauchraum während der fetalen Entwicklung. Das Auftreten einer Gastroschisis steht möglicherweise mit Umweltgiften in Zusammenhang, eine Omphalozele findet sich häufiger bei Aneuploidie.

Befunde Sowohl Gastroschisis wie Omphalozele gehen mit erhöhten mütterlichen Serum-AFP-Spiegeln einher und werden im Ultraschall diagnostiziert.

- *Gastroschisis:* Bauchwanddefekt unabhängig vom Nabelschnuransatz. (Abb. 56, 57). Es kommt zum Vorfall der Bauchorgane und Verlust des peritonealen Überzuges. Meist isolierter Defekt.
- *Omphalozele:* Vorfall der abdominalen Organe durch einen Defekt im Bereich des Nabelschnuransatzes (Abb. 58, 59). Der peritoneale Überzug ist in der Regel erhalten, die Nabelschnur setzt am Bruchsack an. Andere kongenitale Fehlbildungen sind häufig assoziiert (kardial, intestinal oder chromosomal). Deshalb ist eine Karyotypisierung durch Plazentabiopsie oder Fetalblutentnahme zu empfehlen.

Vorgehen Bei Vorliegen weiterer Fehlbildungen oder auffälligem Karyotyp sollte ein Schwangerschaftsabbruch erwogen werden. Anderenfalls ist eine chirurgische Versorgung möglichst unmittelbar nach der Geburt anzustreben. Das Neugeborene ist insbesondere durch Auskühlung und Dehydratation gefährdet. Unter Umständen wird der Eingriff zweizeitig durchgeführt, wobei der Inhalt des Bruchsackes initial nur abgedeckt wird. Der Entbindungsmodus hat keinen Einfluss auf die Prognose.

Prune-Belly-Syndrom

Ätiologie Sehr selten, nur sporadisch auftretend. Möglicherweise Folge einer massiv vergrößerten Harnblase bei urethraler Obstruktion.

Befunde Fehlende Bauchwandmuskulatur. Maldescensus testis sowie Nierenfehlbildungen sind in der Regel zusätzlich vorhanden, wobei Letztere die Prognose bestimmen. Bei nicht letalen Formen erfolgt der Verschluss während der Kindheit.

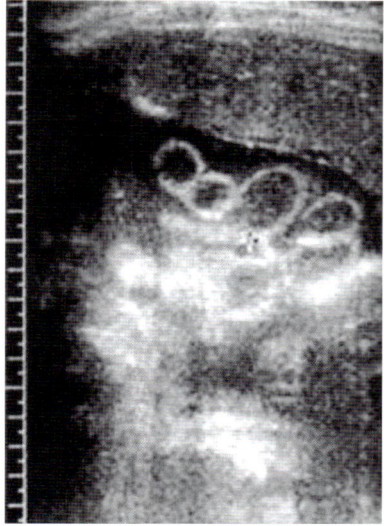

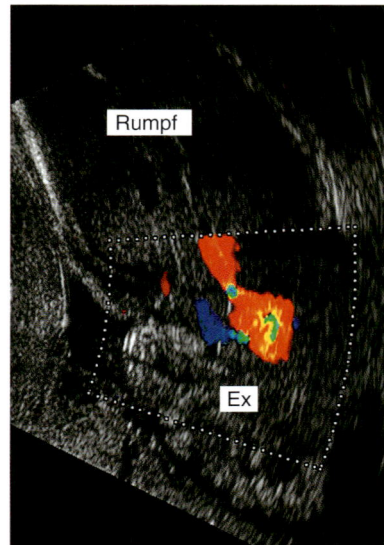

Abb. 57   Gastroschisis postpartal

Abb. 56   Ultraschallbild mit Gastroschisis (Darmschlingen finden sich in der freien Amnionhöhle)

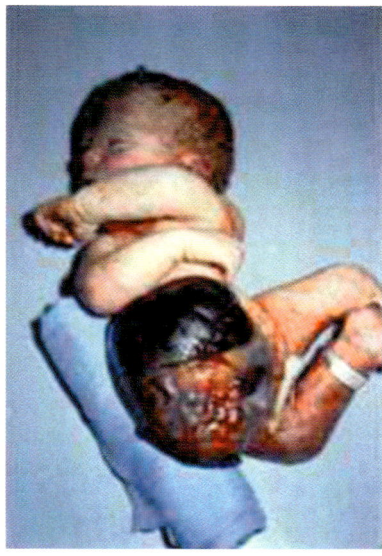

Abb. 58   Ultraschallbild mit Omphalozele (Ex)

Abb. 59   Omphalozele postpartal

Fehlbildungen des Urogenitaltraktes

Potter-Sequenz

Inzidenz 1 auf 3000 Lebendgeborene.

Ätiologie Verursacht durch Erkrankungen, die zu einem Oligohydramnion führen (z. B. Nierenagenesie-Ursache des ursprünglich beschriebenen Potter-Syndroms), Nierendysplasie, polyzystische Nieren, Harnwegsobstruktion und andauernder Fruchtwasserverlust.

Klinisches Erscheinungsbild Oligohydramnion, fetale Wachstumsretardierung und Fehlbildungen. Tief liegende Ohren (Abb. 60), Kontrakturen der Extremitäten durch die intrauterine Kompression und Lungenhypoplasie. Nierenversagen mit urogenitalen Ursachen.

Prognose Meist tödlich aufgrund der Atemstörung (Lungenhypoplasie) direkt nach der Geburt.

Harnwegsobstruktionen

Ätiologie Kann auf Höhe der Nierenbecken-Ureter-, der Ureter-Harnblasen-Verbindung oder der Urethra auftreten (meist bei männlichen Feten: posteriore Urethralklappe).

Klinisches Erscheinungsbild Hydronephrose (Abb. 61) oder renale Dysplasien können vorhanden sein. Eine schwere beidseitige Erkrankung führt zum Oligohydramnion mit Lungenhypoplasie. Als Folge einer Urethralkappe kann eine massiv vergrößerte Harnblase auftreten (Abb. 62).

Vorgehen Eine normale Fruchtwassermenge weist auf zumindest eine Restfunktion der Nieren hin. Eine engmaschige postpartale Überwachung ist lebenswichtig, obwohl die Prognose häufig nicht mit den präpartalen Befunden zu korrelieren ist. Schwangerschaften mit massivem Oligohydramnion werden meist abgebrochen. Urethralklappen können in Einzelfällen in Utero durch die Einlage eines vesicoamnialen Ventils behandelt werden.

Blasenexstrophie

Klinisches Erscheinungsbild Weites Auseinanderweichen der Symphyse mit ventraler Blasenhernie, wobei die Blasenschleimhaut sichtbar ist (Abb. 63). Eine chirurgische Korrektur ist möglich, allerdings mit häufig daraus resultierender Inkontinenz.

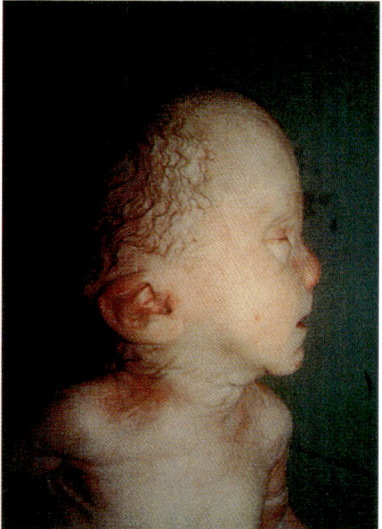

Abb. 60 Potter-Gesicht

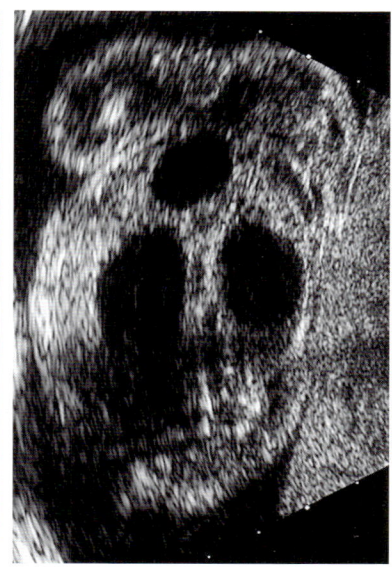

Abb. 61 Ultraschallbild mit fetaler Hydronephrose und vergrößerter Harnblase

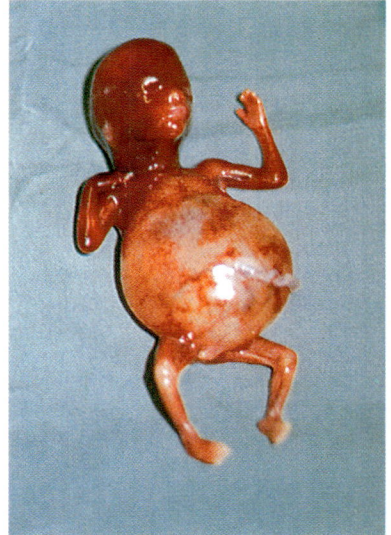

Abb. 62 Fetus mit Urethralklappe und
massiv vergrößerter Blase

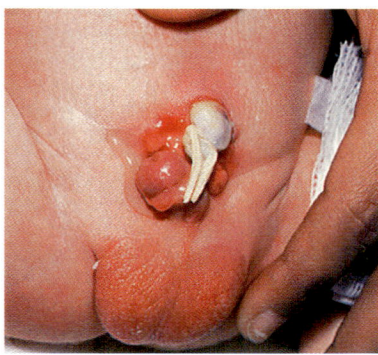

Abb. 63 Blasenektopie

Skelettanomalien

Osteogenesis imperfecta

Inzidenz Selten (1 auf 50000 Lebendgeborene).

Ätiologie Meist Folge einer Typ-I-Kollagenasestörung. Letale Formen sind Folge einer dominant vererbten Neumutation, in weniger schweren Formen kann auch eine dominante Vererbung nachgewiesen werden.

**Erschei-
nungs-
formen** Man unterscheidet die Typen I–IV. Ausgesprochene Tendenz zur pränatalen und postnatalen Ausbildung von Knochenfrakturen, mit erheblicher Deformität und Behinderung. Zusätzlich können Zahnanomalien und Taubheit auftreten. Sehr unterschiedliche Prognose, abhängig vom Typ.

Diagnose Die langen Röhrenknochen erscheinen bei der Sonographie als verformt und verkürzt und weisen einen reduzierten Mineralsalzgehalt (wie z. B. der Schädelknochen) mit multiplen Frakturen (Abb. 64, 65) auf. Bei Rippenfrakturen oder -deformitäten kann eine Atembehinderung auftreten.

Skelettärer Kleinwuchs

Inzidenz Die häufigste Form ist die Achondroplasie (10 auf 10000 lebend Geborene).

Ätiologie Für die überwiegende Anzahl der Fälle von Achondroplasie sind autosomal-dominante Neumutationen des Fibroblasten-Growth-Factor-Rezeptor-3-Gens verantwortlich, ebenso wie für die schweren Fälle des thanatophoren Zwergwuchses (Abb. 66). Mutationen des Diastrophe-Dysplasie-Sulfat-Transporters *(DTDST)* sind verantwortlich für die Achondrogenesis und die diastrophe Dysplasie. Die campomele Dysplasie ist Folge einer SOX-9-Mutation.

**Klinisches
Erschei-
nungsbild** Jede Störung hat ein eigenes Muster an Deformitäten, häufig mit kurzen Extremitäten, vergrößertem Schädel, vorstehender Stirn, komprimiertem Brustkorb, mangelnder Ossifikation, Polydaktylie und Spaltbildungen im Gesicht. Die Prognose variiert von sehr gut (z. B. Achondroplasie) bis letal (z. B. thanatophore Dysplasie).

**Deformität
der Extre-
mitäten** Mögliche Ursachen sind genetische Syndrome, Chorionzottenbiopsien vor der 10. Schwangerschaftswoche, Umwelteinflüsse (z. B. Thalidomid, Contergan) und Amionbänder (Abb. 67). Zusätzlich können Spaltfehlbildungen, Enzephalozele und Gastroschisis vorkommen.

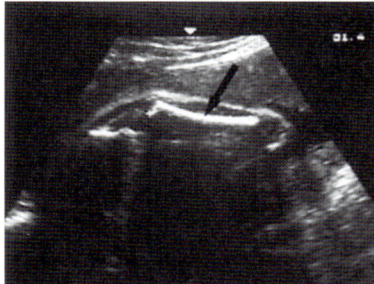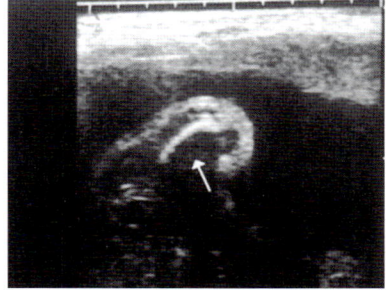

Abb. 64 Ultraschallbild eines (a) normalen fetalen Femurs und (b) eines anormalen Femurs mit Verkürzung und Verkrümmung (Pfeil)

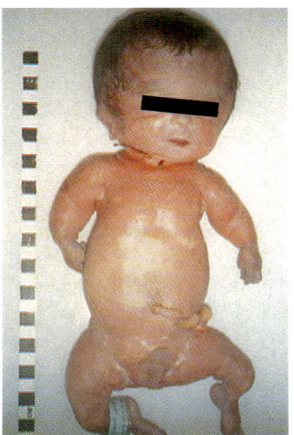

Abb. 65 Osteogenesis imperfecta

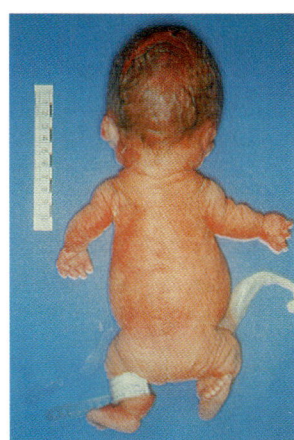

Abb. 66 Thanatophore Dysplasie

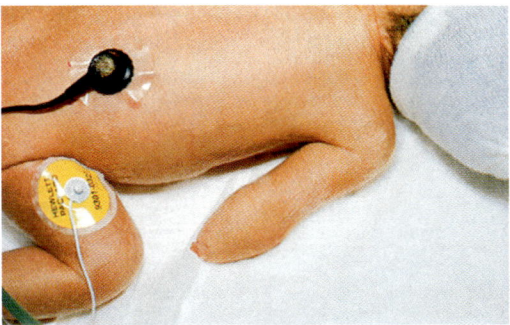

Abb. 67 Distale Amputation durch ein Amnionband

Gastrointestinale Fehlbildungen

Zwerchfellhernie

Inzidenz 1 auf 1500 Lebendgeborene.

Ätiologie Die fehlende Fusion bzw. Ausbildung der Muskulatur der vorderen und hinteren Anteile des Zwerchfells führt zu einer Verlagerung der Bauchorgane in den Thoraxraum (Abb. 68). Häufig vergesellschaftet mit Aneuploidie, weiteren Fehlbildungssyndromen und Herzfehlern.

Diagnose Bei der Sonographie finden sich Organe des Oberbauches (Leber, Darm) im Thorax, häufig verbunden mit einer Fehlstellung des Herzens (Abb. 69). Eine weitere Abklärung durch Karyotypisierung und der Ausschluss anderer Fehlbildungen sollten erfolgen.

Prognose Der weitere Verlauf wird vor allem durch das Ausmaß der Lungenhypoplasie sowie durch das Vorhandensein weiterer Defekte bestimmt. Die Gesamtüberlebensrate beträgt 70%.

Ösophagotracheale Fistel

Inzidenz 1 auf 3000 Lebendgeborene.

Ätiologie Die Speiseröhre endet in einem Blindsack. Es finden sich verschiedene Typen von Verbindungen zu Trachea, Bronchien oder dem unteren Anteil des Ösophagus. Weitere Fehlbildungen treten bei etwa 60% der Fälle auf.

Klinisches Erscheinungsbild Polyhydramnion bei 60% der Fälle. Das Fehlen der Magenblase bei der Sonographie ist ein sehr unsicheres Zeichen, da es in 90% der Fälle zur Ausbildung von Fistelgängen kommt. Das Neugeborene sollte nicht gefüttert werden, bevor nicht per Magensonde die Durchgängigkeit des Ösophagus überprüft worden ist.

Intestinale Obstruktionen

Meist findet sich bei Dünndarmobstruktionen ein Polyhydramnion. Im Ultraschall kann das sog. „Double-bubble"-Phänomen bei Duodenalatresie gesehen werden (Abb. 70), wobei die erste Blase den Magen, die zweite das aufgeweitete Duodenum darstellt. Es gilt als Marker für die Trisomie 21. Bei Atresien des Jejunums findet sich ein „Triple-bubble"-Phänomen.

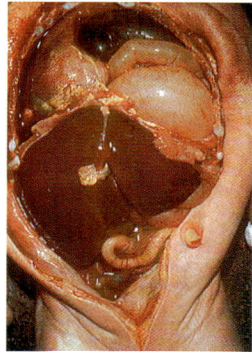

Abb. 68 Obduktionsbefund bei Zwerchfellhernie mit Verlagerung des Darms in den Thorax, und dadurch Verschiebung des Herzens nach rechts.

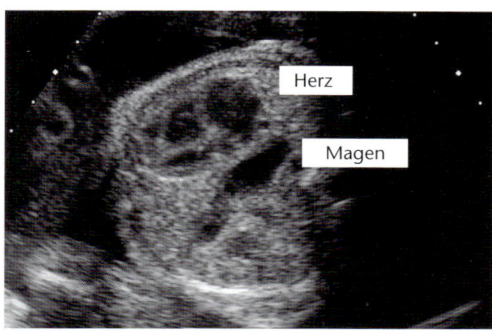

Abb. 69 Ultraschallbild mit Zwerchfellhernie (der Magen liegt im Thorax, neben dem Herzen)

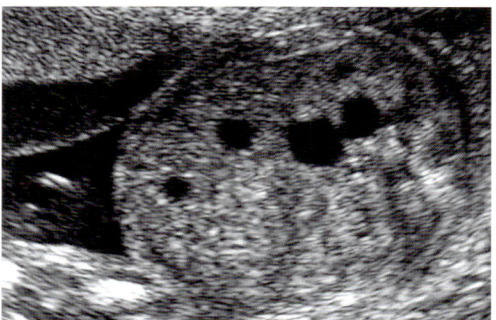

Abb. 70 Ultraschallbild mit „Double-bubble"-Phänomen bei Duodenalatresie

9 Rhesus-Inkompatibilität

Ätiologie Die Rhesus-Gruppen-Eigenschaften (C,c, D,d, E,e) werden von fünf Allel-Paaren determiniert, wobei die wichtigste Rhesus-Blutgruppe die D-Eigenschaft darstellt. Eine Rhesus-Inkompatibilität entsteht nur dann, wenn eine Rhesus-negative Mutter Rhesus-Antikörper hat und das Ungeborene Rhesus-positiv ist. Die mütterlichen Antikörper können die Plazenta frei passieren und führen beim Kind zur Hämolyse (mit Anämie und Hyperbilirubinämie) und in Extremfällen zu Herzinsuffizienz, Hydrops fetalis (Abb. 71) und intrauterinem Fruchttod. Selten können Kell- oder Duffy-Antikörper ähnlich schwere Erkrankungen auslösen. Weniger stark ausgeprägt sind die Folgen einer Antikörperproduktion gegen C- oder E-Loci bzw. A- oder B-Antigene).

Sensibilisierung Kann auftreten, wenn Erythrozyten eines Rh-positiven Feten oder Babys in den mütterlichen Kreislauf einer Rh-negativen Frau gelangen (unter der Geburt, bei Fehlgeburten, plazentaren Blutungen, Amniozentese, Chorionzottenbiopsie, äußerer Wendung oder auch spontan).

Prävention Durch Gabe von Anti-D-Immunglobulin an alle Rh-negativen Mütter bei allen potenziell sensibilisierenden Ereignissen und routinemäßig in der 28. SSW.

Erkennung Nicht-sensibilisierte Rh-negative Mütter werden in der Schwangerschaft auf das Vorhandensein von Rhesus-Antikörpern untersucht. In Deutschland zu Beginn der Schwangerschaft und in der 28. Schwangerschaftswoche.

Klinische Untersuchungen Der Schweregrad der Erkrankung kann durch Untersuchung der optischen Dichte des Fruchtwassers bei 450 nm (Abb. 72), durch eine fetale Hämoglobinbestimmung oder nicht-invasiv durch Messung der Blutflussgeschwindigkeit in der A. cerebri media (Abb. 73) festgestellt werden. Ein fetaler Hydrops im Ultraschall stellt ein Spätzeichen dar.

Vorgehen Bei gering- oder mittelgradig ausgeprägter Erkrankung erfolgen eine regelmäßige Überwachung und eine Geburt am Termin. Bei schweren Verlaufsformen sind invasive Untersuchungen und intrauterine Transfusionen notwendig, meist im 2–3 Wochen Abstand. Die Gabe von Immunglobulinen intravenös bei frühen Schwangerschaften ist versucht worden.

Postpartale Therapie Direkt nach der Geburt wird Nabelschnurblut asserviert, um Hämoglobin, Coombs-Test und Bilirubin zu bestimmen. Um einen Kernikterus zu verhindern, wird eine Hyperbilirubinämie in leichten Fällen durch Phototherapie und in schweren Fällen durch eine Austauschtransfusion behandelt.

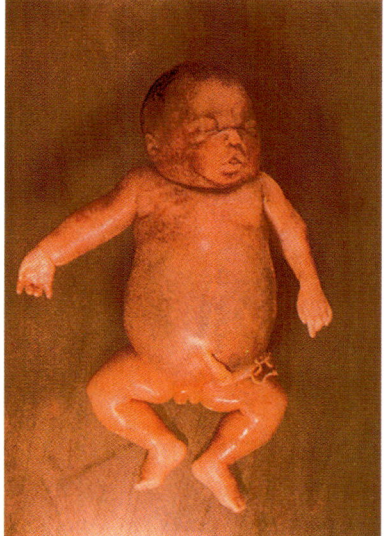

Abb. 71 Hydrops fetalis als Folge einer Rhesus-Inkompatibilität

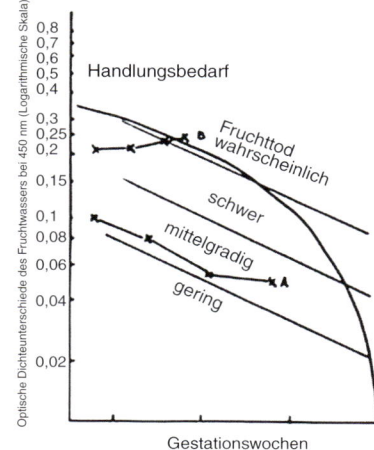

Abb. 72 Liley-Schema mit Bespielen einer leichten (a) und schweren (b) Hyper-bilirubinämie

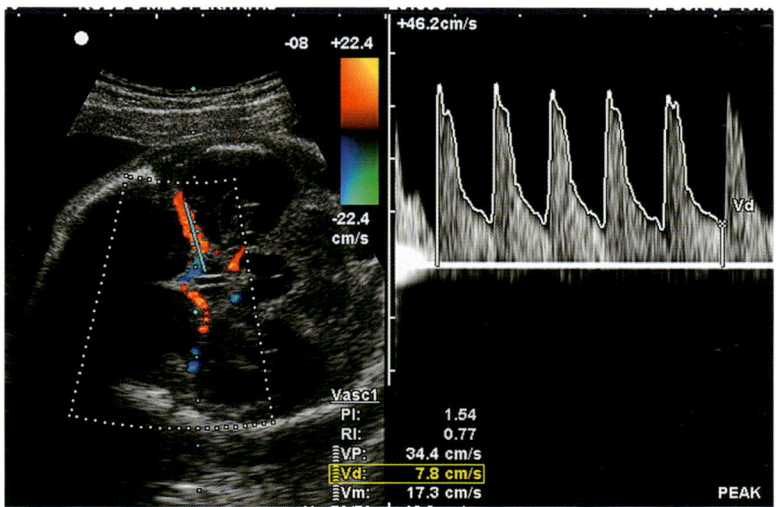

Abb. 73 Doppler-Sonographie der A. cerebri media

10 Nicht-immunologisch bedingter Hydrops fetalis

Diagnostik Flüssigkeitsansammlungen in der Haut (Ödeme, Abb. 74), dem Abdomen (Aszites, Abb. 75), dem Brustkorb (Pleura) oder Perikard (Abb. 76), die nicht als Folge einer Iso-Immunisierung gegen rote Blutkörperchen entstanden sind.

Ätiologie
- Anämie: durch Hämolyse (Defekte der Erythrozyten, homozygote α-Thalassämie), Hämorrhagie (fetofetale Transfusion bei Zwillingen, fetomaternaler Blutverlust), Knochenmarksinfiltration (M. Gaucher) oder Parvovirus-B19-Infektionen
- Herzversagen: Arrhythmie, Herzfehlbildungen, Tumoren des Herzens oder arteriovenöse Shunts (fetal oder plazentar)
- Hypoproteinämie: kongenitales nephrotisches Syndrom, Enzymdefekte der Leber
- Behinderung des venösen Rückstromes: Neuroblastom, Ovarialzysten, retroperitoneale Fibrose
- Verschiedene Ursachen: kongenitale Infektionen (Parvovirus B19, Zytomegalie, Lues), Chromosomenaberrationen (z. B. Ullrich-Turner-Syndrom), Skelettdysplasien, Chylo-/Hydrothorax, angeborene Stoffwechseldefekte, neurologische Störungen

Vorgehen Nach Feststellen des Hydrops fetalis muss zunächst die Klärung der Ursache erfolgen, am besten durch eine Kombination aus Ultraschall, mütterlicher Blutuntersuchung und invasiver fetaler Diagnostik. Auch wenn eine Ursache gefunden werden kann (80% der Fälle), ist eine Behandlung nicht immer möglich. Therapiemöglichkeiten gibt es bei fetaler Anämie (durch intrauterine Transfusion), fetaler Arrhythmie (durch Gabe von Digoxin oder Flecanide über die Mutter) und bei Pleuraergüssen (durch Einlage eines pleuroamnialen Shunts). Die Geamtüberlebensrate beträgt etwa 25%.

Klinisches Erscheinungsbild Die Prognose wird wesentlich durch die präpartale Behandlung des Hydrops verbessert, soweit möglich. Bei der Geburt sind bei Kindern mit nicht therapiertem Hydrops Blässe, Herzversagen oder schwere Atemstörungen durch Lungenödem oder Pleuraergüsse zu beobachten (Abb. 77).

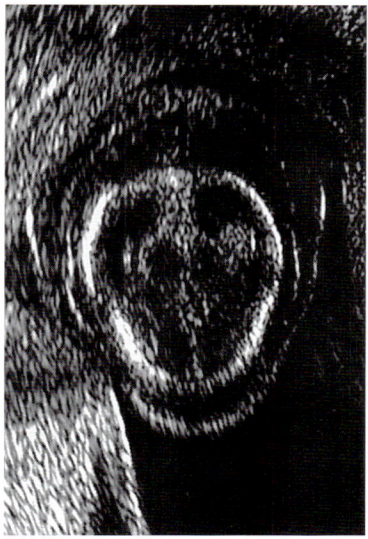

Abb. 74 Ultraschallbild mit Hautödem

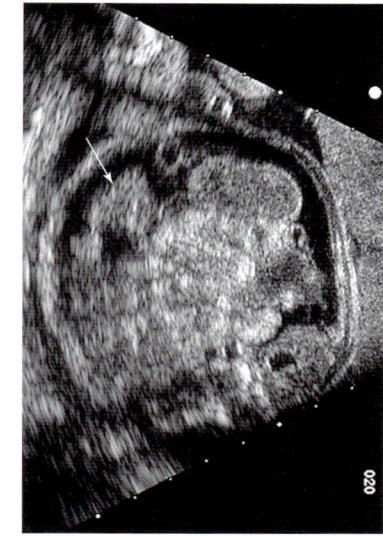

Abb. 75 Ultraschallbild mit fetalem Aszites

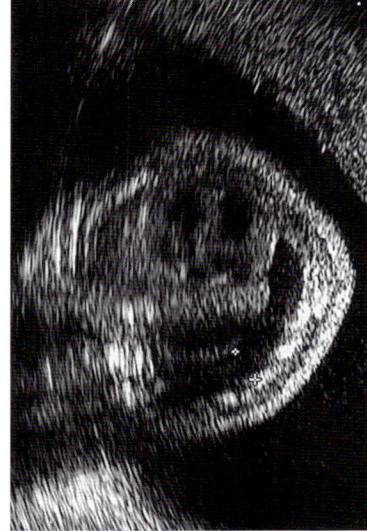

Abb. 76 Ultraschallbild mit fetalem Pleuraerguss

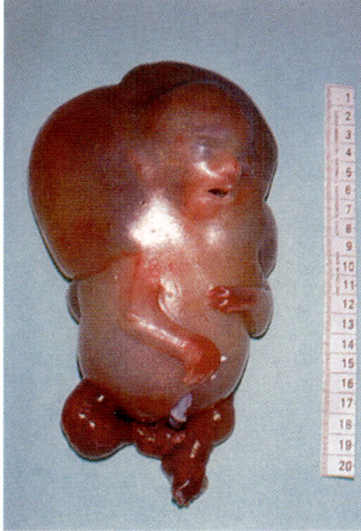

Abb. 77 Fetaler Hydrops

11 Mütterliche Erkrankungen

Anämie

Definition Die Hämoglobinkonzentration verändert sich im Laufe der Schwangerschaft. Normalerweise wird die Untergrenze im ersten Trimester mit 11 g/dl, nach der 28. Schwangerschaftswoche mit 10,5 g/dl angegeben.

Ätiologie Physiologisch (durch Hämodilution, Abb. 78), Eisenmangel (hypochrom, mikrozytär, vermindertes Serum-Ferritin, Abb. 79) oder Folsäuremangel (hyperchrom, makrozytär, verminderter erythozytärer Folsäuregehalt, Abb. 80). Vitamin-B_{12}-Mangel, Infektionen, Hämoglobinopathien und andere Ursachen sind eher selten.

Prophylaxe Bei manchen Frauen kann der tägliche Eisenbedarf nicht über die Ernährung alleine gedeckt werden. In diesen Fällen wird eine orale Eisensubstitution (100 mg elementares Eisen), meist in Kombination mit Folsäure (300 mg/Tag) empfohlen. Die generelle Gabe von Eisen und Folsäure an alle Schwangeren zur Verhinderung einer Anämie wird durchaus kontrovers diskutiert, allerdings wird perikonzeptionell eine tägliche Einnahme von Folsäure (400 µg) zur Verhinderung von Neuralrohrdefekten (s. Kap. 8) empfohlen.

Untersuchungen Wenn die Diagnose feststeht, sind weitere Untersuchungen wie die Erythrozyten-Indizes (mittleres korpuskuläres Volumen, mittlere korpuskuläre Hämoglobin-Konzentration), Zahl der Retikulozyten, Blutausstrich, Serum-Ferritin, erythrozytäre Folsäurekonzentration und Serum-Vitamin-B_{12}-Spiegel sinnvoll. Bei V. a. auf Hämoglobinopathien sollte eine Hämoglobin-Elektrophorese veranlasst werden.

Therapie Abhängig von der Ursache. Eine mittelgradig ausgeprägte physiologische Anämie bedarf keiner weiteren Behandlung. Eisen- und/oder Folsäuremangel können durch orale Gabe von Kombinationspräparaten ausgeglichen werden, wobei die orale Eisengabe häufig mit gastrointestinalen Beschwerden einhergeht. Die parenterale Eisengabe kann zur Anaphylaxie (Exanthem, Arthralgie, angioneurotisches Ödem) führen und sollte nur erwogen werden, wenn alle oralen Therapiemöglichkeiten ausgeschöpft sind. Die Applikation sollte unter stationären Bedingungen erfolgen. Um die Hämatopoese anzuregen, ist die gleichzeitige orale Gabe von Folsäure zur i. v. Eisengabe sinnvoll. Eine Bluttransfusion in der Schwangerschaft bleibt wenigen Ausnahmefällen vorbehalten (z. B. bei schwerer, symptomatischer Anämie).

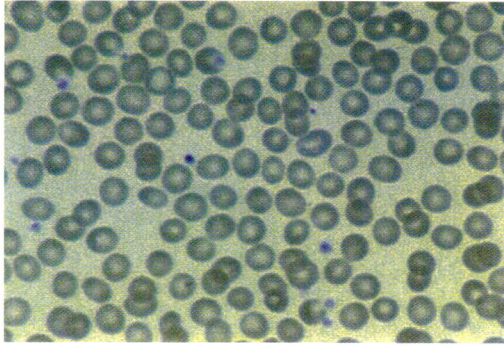

Abb. 78 Normaler Blutausstrich

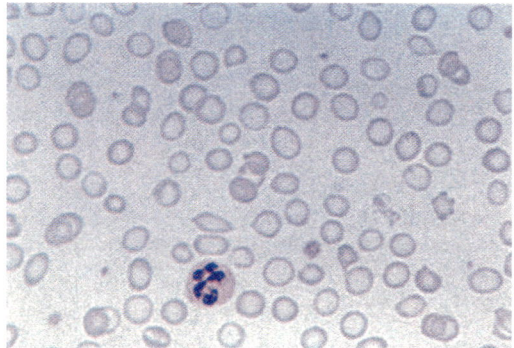

Abb. 79 Blutausstrich bei Eisenmangel (hypochrom, mikrozytär)

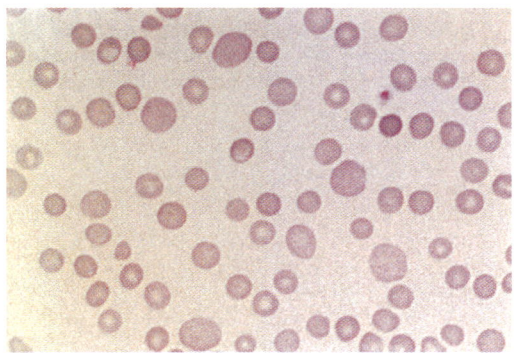

Abb. 80 Blutausstrich bei Folsäuremangel (makrozytär)

Hypertonie

Definition Anhaltender systolischer Blutdruck von 140 mmHg oder diastolischer Druck von 90 mmHg in mehr als einer Messung mit einem Mindestabstand von 4 Stunden. Eine andere Definition ist der Anstieg des systolischen Blutdruckes um 30 mmHg bzw. des diastolischen Druckes um 15 mmHg zwischen zwei Untersuchungsintervallen. Diese zweite Definition ist allerdings schlechter korreliert mit der mütterlichen Morbidität. Typischerweise tritt die schwangerschaftsinduzierte Hypertonie erst nach der 20. Schwangerschaftswoche auf.

Untersuchungen Halbsitzende oder sitzende, entspannte Patientin, Niveau des Oberarmes auf Höhe des Herzens (Abb. 81). Die Größe der Manschette muss dem Volumen des Armes angepasst werden (größere Manschetten bei adipösen Patientinnen, Abb. 82). Der diastolische Blutdruck wird zu dem Zeitpunkt gemessen, in dem der Puls nicht mehr gehört werden kann (Korotkoff-Phase V), da hier eine deutlich bessere Korrelation zum intra-arteriellen Druck besteht als in der Korotkoff-Phase IV (Leiserwerden des Pulses). Verschiedene Geräte (Abb. 83) können erheblich unterschiedliche Werte produzieren.

Klassifikation
- Alleiniger schwangerschaftsinduzierter Hypertonus
- Mit Proteinurie (Präeklampsie)
- Präexistenter Hypertonus
- Präexistenter Hypertonus mit zusätzlicher Präeklampsie

Präexistenter Hypertonus

Ätiologie Meist essenzielle Hypertonie. Andere Ursachen umfassen Störungen von Seiten der Nieren (multizystische/polyzystische Nierenerkrankungen, Nierenarterienstenose), Endokrinopathien (Cushing-Syndrom, Conn-Syndrom, Phäochromozytom) Bindegewebserkrankungen, Aortenisthmusstenose oder Medikamente (orale Kontrazeption, Steroide).

Vorgehen Möglichst Umsetzen von ungeeigneten Antihypertonika (z. B. Atenolol, Diuretika, ACE-Hemmer) auf Medikamente, die in der Schwangerschaft angewendet werden können (Labetalol, Methyldopa, Nifedipin). Regelmäßige Untersuchungen auf Plazentainsuffizienz und Überwachung der Mutter in Hinblick auf das zusätzliche Auftreten einer Präeklampsie. Bei mittel- bis schwergradiger Hypertonie erfolgt meist eine Geburtseinleitung in der 38. Schwangerschaftswoche, wenn nicht schon früher.

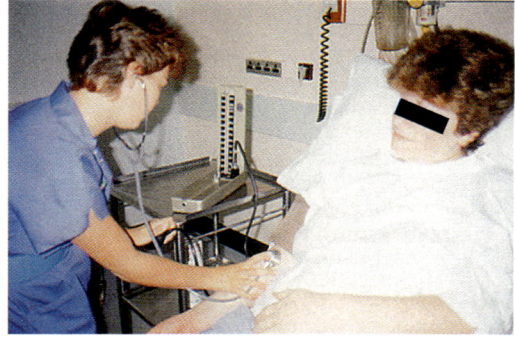

Abb. 81 Messung des Blutdrucks

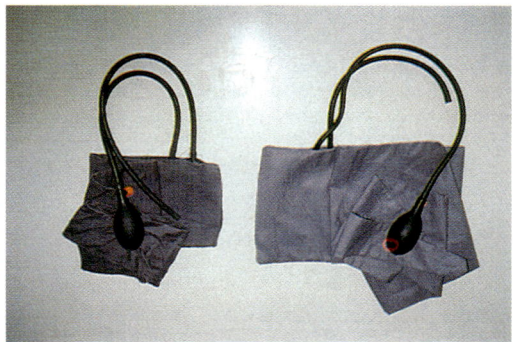

Abb.82 Unterschiedlich große Blutdruckmanschetten

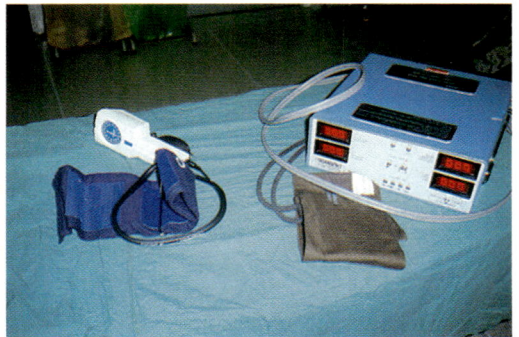

Abb. 83 Unterschiedliche Messgeräte

Schwangerschaftsinduzierter Hypertonus

Vorgehen Engmaschige Überwachung von Mutter und Kind auf Präeklampsie und Plazentainsuffizienz. Tritt die Hypertonie isoliert auf und zeigt nur eine geringe Ausprägung (Blutdruck <160/100 mmHg), ist eine vorzeitige Einleitung meist nicht nötig. Diese Schwangerschaften sind nur selten durch eine Wachstumsretardierung oder eine erhöhte maternale/perinatale Morbidität gefährdet.

Präeklampsie

Definition Hypertonie in Kombination mit einer signifikanten Proteinurie (> 0,3 g im 24-h-Sammelurin) bei Fehlen eines Harnwegsinfektes.

Ätiologie Schwangerschaftstypische Veränderung unbekannter Genese mit Epithelschäden in mehreren Organsystemen und Minderperfusion der Plazenta. Tritt in etwa 5% der Schwangerschaften auf. Risikofaktoren sind: Primigravida, vorausgegangene Präeklampsie, familiäre Belastung, vorbestehender Hypertonus, Migräne, Bindegewebserkrankungen, Antiphospholipid-Syndrom, jeder Zustand, der mit einer großen Plazenta einhergeht (Mehrlingsschwangerschaften, Blasenmole, Hydrops).

Klinisches Erscheinungsbild Charakteristika sind Hypertonie, Proteinurie, Niereninsuffizienz, Flüssigkeitsretention und fetale Wachstumsretardierung. Die akuten Komplikationen sind der eklamptische Anfall (als Folge des zerebralen Ödems und der Gefäßspasmen, Abb. 84), disseminierte intravasale Koagulopathie (Abb. 85), Spannung der Leberkapsel (Abb. 87) und vorzeitige Plazentalösung (Abb. 127).
Die typischen Symptome sind Kopfschmerzen, Sehstörungen und epigastrische Schmerzen. Ausgeprägte Ödeme, Hyperreflexie, klonische Krämpfe und Druckschmerz im Oberbauch können ebenfalls auftreten.

Vorgehen Die einzige kausale Therapie ist die Entbindung. Bei extremen Frühgeburten (unter der 24. Schwangerschaftswoche) ist eine engmaschige mütterliche und fetale Überwachung notwendig. Eine mütterliche Gabe von Steroiden ist ebenfalls indiziert, da eine vorzeitige Beendigung der Schwangerschaft notwendig werden könnte. Antihypertonika und Antikonvulsiva (Magnesiumsulfat) sollten erwogen werden.

Mütterliche Erkrankungen

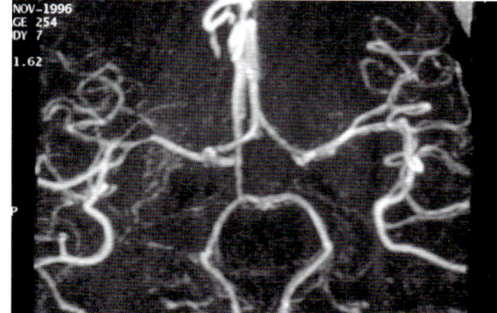

Abb. 84 Schädel-MR bei Präeklampsie

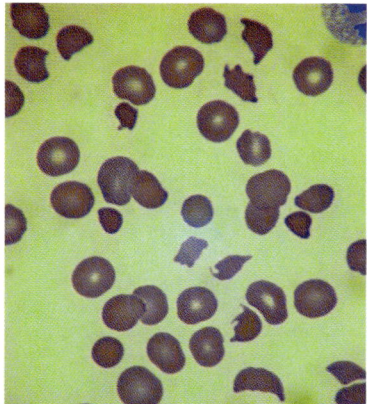

Abb. 85 Blutausstrich mit Hämolyse

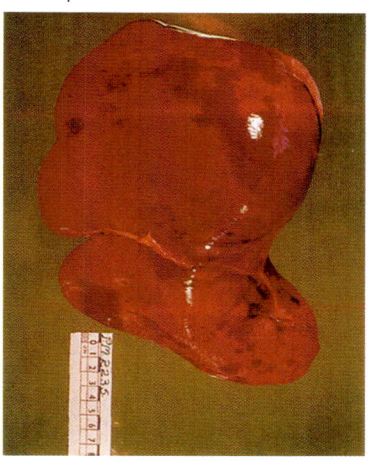

Abb. 86 Subkapsuläre Hämorrhagie der Leber

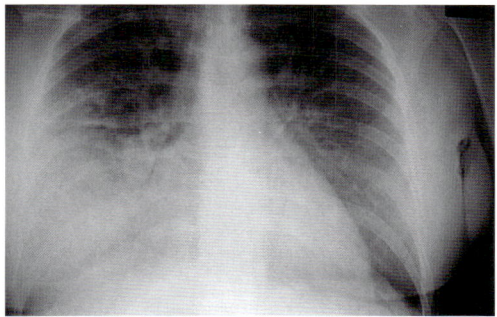

Abb. 87 Röntgen-Thorax mit Lungenödem

Diabetes mellitus

Definition Unzureichende Blutzuckerkontrolle entweder als Folge einer mangelnden Insulinproduktion (Typ I) oder bei Insulin-Resistenz (Typ II und Gestationsdiabetes). Die Diagnose erfolgt mittels eines oralen Glukose-Toleranztests (oGTT).

Präexistenter Diabetes mellitus

Mütterliche Risiken: erhöhter Insulinbedarf mit Hypoglykämien, Verschlechterung der Retinopathie, Präeklampsie und pathologische Geburt/Kaiserschnitt.

Fetale Risiken: erhöhtes Risiko von kongenitalen Fehlbildungen (insbesondere kardiale und muskuloskelettale Fehlbildungen, Neuralrohrdefekte, Abb. 88), Makrosomie (Abb. 89), Polyhydramnion, intrauteriner Fruchttod, pathologische Geburt (z. B. Schulterdystokie mit Erb-Lähmung, Abb. 90), Atemnotsyndrom, Hypoglykämie und Gelbsucht.

Vorgehen *Während der Schwangerschaft:* Durch hochdosierte Folsäuregabe und Verbesserung der Blutzuckereinstellung wird das Fehlbildungsrisiko gesenkt.

Präpartal: engmaschige Blutzuckerkontrollen (Abb. 91). Angestrebt werden Nüchternwerte von weniger als 6 mmol/l und 2-Stunden-postprandiale Werte von unter 9,0 mmol/l). Orale Antidiabetika werden durch Insulin ersetzt. Regelmäßige Überprüfung des Blutdruckes und des Augenhintergrundes. Ultraschalluntersuchung des Feten in der 11.–13. Woche (Nackenfalte) und in der 20. Woche. Später regelmäßige Kontrolle des Größenwachstums. Entbindung in der 38.–40. Schwangerschaftswoche. Bei Makrosomie sollte eine primäre Sectio erwogen werden. Nach der Geburt sinkt der Insulinbedarf.

Gestationsdiabetes

Die Diagnose wird durch Screening-Untersuchungen mit mehrmaliger Bestimmung der Blutzuckerspiegel und durch den oGTT gestellt. Diese Untersuchungen können generell oder nur bei Schwangeren mit Risikofaktoren (Glukosurie, auffällige Familienanamnese, unerklärte Totgeburten, vorausgegangene Makrosomie, Adipositas, Polyhydramnion) erfolgen.
Eine Behandlung des Gestationsdiabetes kann durch entsprechende Diät erfolgen, allerdings sind Insulingaben häufig erforderlich. Der Beginn ist meist nach der 24. Woche, das Hauptrisiko stellt die Makrosomie mit den entsprechenden Komplikationen dar.

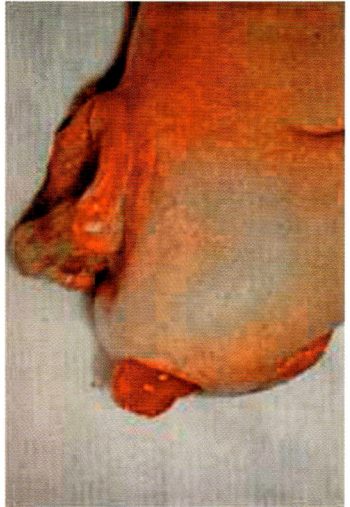

Abb. 88 Neuralrohrdefekt

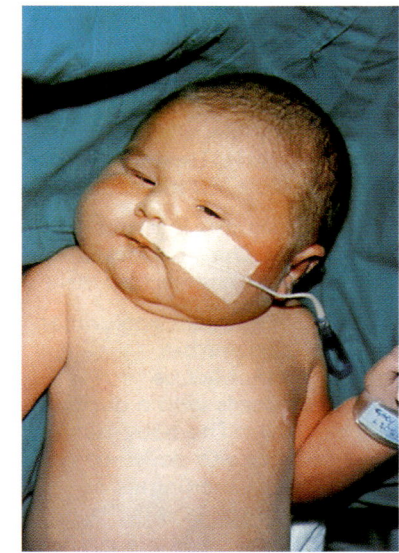

Abb. 89 Makrosomie

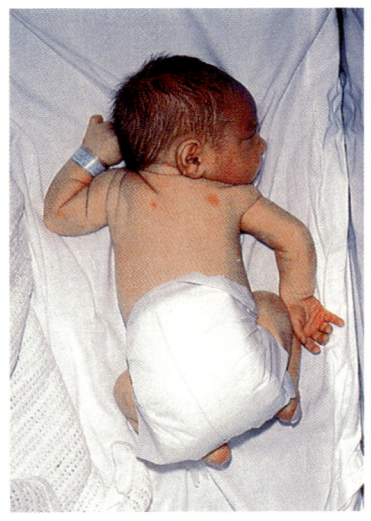

Abb. 90 Erb-Lähmung

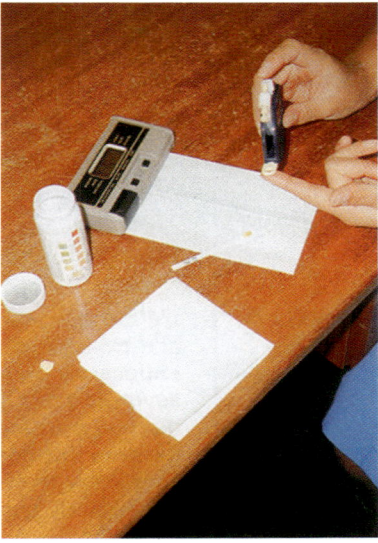

Abb. 91 Häufige Blutzuckerkontrollen zur Überwachung

Thromboembolie

Inzidenz 1 auf 1500 Schwangerschaften. Stellt in Großbritannien die häufigste mütterliche Todesursache dar.

Ätiologie Die Schwangerschaft an sich stellt bereits einen Risikofaktor dar, da es zur Erhöhung der Gerinnungsfaktoren, zur Verminderung der Fibrinolyse und sinkenden Spiegeln an endogenen Antikoagulanzien kommt. Diese Veränderungen sind im Wochenbett am stärksten ausgeprägt. Andere Risikofaktoren sind Adipositas, Immobilität, Alter (über 35 Jahre), Dehydratation, Präeklampsie, angeborene Thrombophilien (z. B. Antithrombin-III-Mangel), erworbene Thrombophilien (z. B. primäres oder sekundäres Antiphospholipid-Syndrom) oder geburtshilfliche Operationen.

Klinisches Erscheinungsbild Kann als tiefe Beinvenenthrombose auftreten (TVT; Schwellung, Schmerz und Überwärmung des Unterschenkels, Abb. 92), als Lungenembolie (Thoraxschmerz, Hämoptyse, Kurzatmigkeit, Tachykardie, Kollaps) oder sehr viel seltener als zerebrale Sinusvenenthrombose (Kopfschmerz, Erbrechen, Bewusstseinseintrübung).

Diagnose Eine TVT wird in der Regel durch Dopplersonographie des Unterschenkels diagnostiziert. Eine Lungenembolie kann durch eine Perfusions-/Ventilations-Szintigraphie (Abb. 93) oder eine Angiographie erkannt werden. Das MRT hat sich als eine sehr wertvolle Methode zur Diagnostik aller Formen der Thromboembolie, insbesondere in der Schwangerschaft, herausgestellt.

Behandlung Die ältere Methode der Behandlung von TVT und Lungenembolie mit intravenöser Gabe unfraktionierter Heparine wird derzeit von der subkutanen Injektion niedermolekularer Heparine abgelöst. In seltenen Fällen können Lungenembolien auf dem Boden einer TVT durch das Einbringen eins Cava-Schirmchens in die V. cava inferior (Abb. 95) verhindert werden. Eine Therapie mit Antikoagulanzien in der Schwangerschaft erhöht das Risiko ante- und postpartaler Blutungen.

Prävention Entscheidend ist die Erkennung der Risikofaktoren für thromboembolische Ereignisse. Postpartal, insbesondere nach Kaiserschnitten, ist eine ausreichende Prophylaxe wichtig. Die Gabe niedermolekularer Heparine wird oft vor der Geburt bereits begonnen, und dann über einen Zeitraum von bis zu 6 Wochen nach der Geburt fortgeführt.

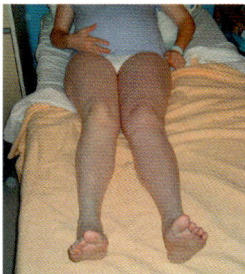

Abb. 92 Tiefe Bein-
venenthrombose des linken
Beines

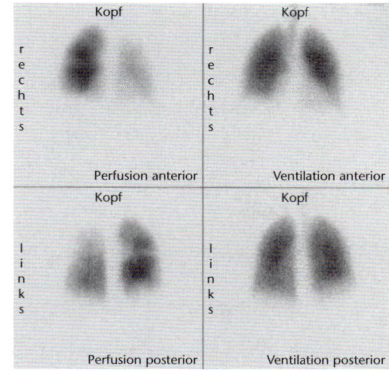

Abb. 93 Szintigraphie mit Unterschieden
in der Ventilation und Perfusion als Folge
einer Lungenembolie

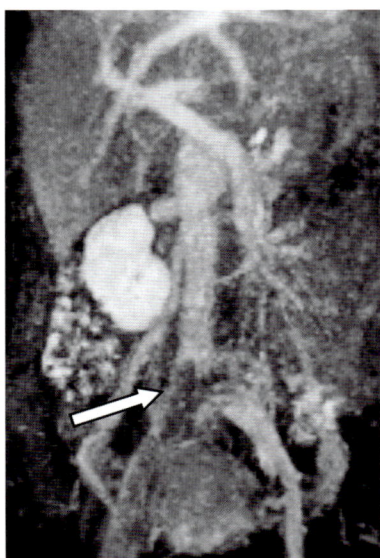

Abb. 94 MRT mit Thrombose der linken
Ileo-femoral-Vene

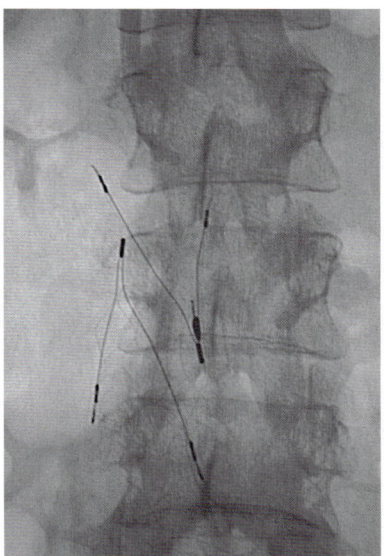

Abb. 95 Röntgenbild mit Cava-Schirm-
chen in der V. cava inferior

HIV

Die Risikofaktoren umfassen i. v. Drogenabusus, afrikanische Herkunft, Partner mit einem Risikoprofil (z. B. Bisexualität, ungeschützter Verkehr). Allen Schwangeren wird eine Untersuchung auf HIV angeboten.

Risiken Ohne Intervention findet sich eine intrauterine Übertragung von Mutter zu Kind in 15–25% der Fälle. Die Verwendung antiretroviraler Medikamente in der Schwangerschaft, Entbindung durch Kaiserschnitt und Stillverbot reduzieren diese Rate auf unter 2%. Die HIV-Infektion alleine hat, bei Abwesenheit von AIDS-definierenden Erkrankungen (Abb. 96), keinen negativen Einfluss auf den Ausgang der Gravidität.

Vorgehen Kooperation mit auf HIV spezialisierten Ärzten. Eine antiretrovirale Medikation sollte fortgeführt, bzw. begonnen werden, sofern die Patientin diese noch nicht erhält. Regelmäßige Untersuchungen und ggf. Therapie genitaler Infektionen vermindern die Transmissionsrate, ebenso wie ein elektiver Kaiserschnitt und die Ernährung des Neugeborenen mit Fläschchen. Regelmäßige CD4-Kontrollen. Extreme Vorsicht beim Umgang mit Körperflüssigkeiten.

Herpes genitalis

Eine primäre Infektion (Abb. 97) sollte über 5 Tage oral mit Aciclovir behandelt werden, mit Wiederholung im 3. Trimester der Schwangerschaft, um ein Rezidiv zu vermeiden. Frauen, die sich nach der 30. Schwangerschaftswoche vorstellen, sollten zur Vermeidung einer neonatalen Infektion durch primäre Sectio caesarea entbunden werden. Bei Wiederauftreten der Erkrankung ist das Risiko einer Neugeboreneninfektion allerdings zu vernachlässigen, da eine passive Immunität besteht.

Streptokokken der Gruppe B

Häufigste Ursache der früh einsetzenden („early onset") neonatalen Sepsis, mit etwa 40 Todesfällen pro Jahr in Großbritannien. Etwa 20–30% der Frauen weisen eine vaginale Besiedlung auf (Abb. 98). Bei vorausgegangener Infektion des Neugeborenen sollten diese Frauen unter der Geburt eine Antibiotikaprophylaxe mit Penicillin erhalten. Häufig erhalten auch Frauen ohne belastende Anamnese eine Prophylaxe.

Andere Infektionen

Sowohl Neisseria gonorrhoeae wie auch Chlamydia trachomatis können in der Zervix vorkommen. Infektionen unter der Geburt können eine Konjunktivitis (Abb. 99), eine Arthritis, Meningitis oder eine generelle Septikämie hervorrufen. In der Schwangerschaft werden diese Infektionen mit Penicillin bzw. Erythromycin behandelt.

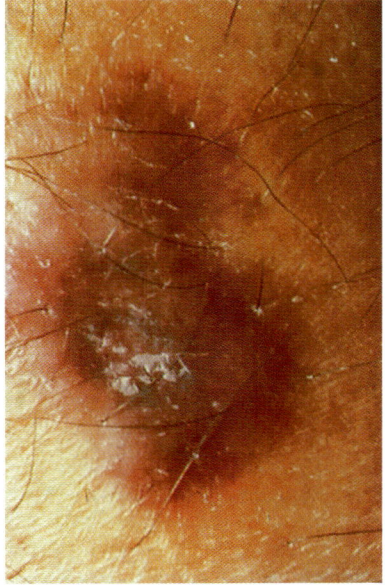

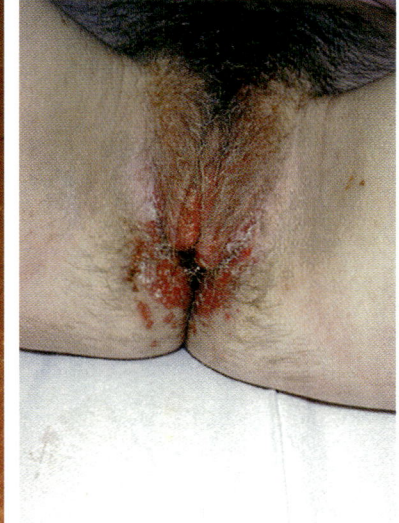

Abb. 97 Genitalbefund bei Herpes-simplex-Infektion

Abb. 96 Kaposi-Sarkom

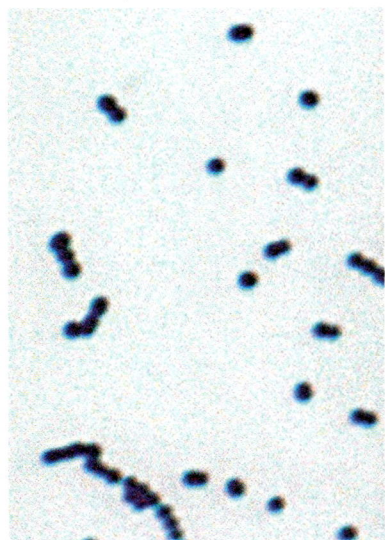

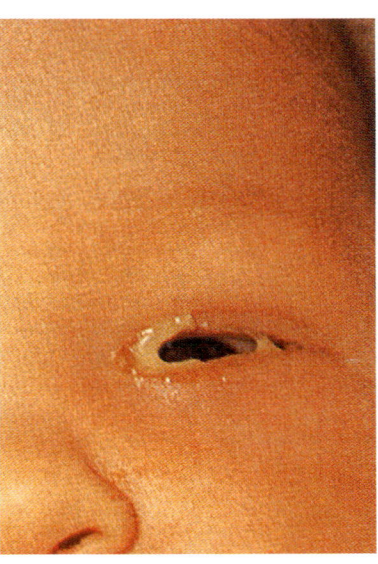

Abb. 98 Gram-Färbung mit B-Strepto-kokken

Abb. 99 Neugeborenen-Konjunktivitis

Vorbestehende Erkrankungen

Hauterscheinungen bei systemischem Lupus erythematodes (SLE), Dermatomyositis oder systemischer Sklerose können sich in der Schwangerschaft verschlechtern und eine orale Therapie mit Steroiden notwendig machen. Das Risiko für eine fetale Wachstumsretardierung wie auch für intrauterinen Kindstod ist bei allen drei Erkrankungen erhöht.

Ekzeme und Psoriasis können sich in der Schwangerschaft verschlechtern oder verbessern.

Die meisten dermatologischen Therapien können problemlos in der Schwangerschaft durchgeführt werden, allerdings sollten Retinoide (Psoriasis und Akne), Methotrexat (Psoriasis), Podophyllin (genitale Warzen) und Griseofulvin (Hautmykosen) unbedingt vermieden werden.

Schwangerschaftstypische Dermatosen

Die schwangerschaftsspezifischen Hauterkrankungen umfassen die papulöse Dermatose (Abb. 100, Inzidenz: 0,75 %, Erythem mit ödematösen Papeln), die Follikulitis (Abb. 101, juckendes Erythem mit follikulären Papeln), Prurigo (Abb. 102, Inzidenz 0,3 %, Papeln mit Exkoriation, juckend) und den Pemphigus (früher „Herpes") gestationis (Inzidenz: 1 : 50 000, häufig wiederkehrende Autoimmunerkrankung, mit Urtikaria, Papeln und Bläschen). Das klinische Bild zeigt meist eine Verteilung im Abdominalbereich und auf den Oberschenkeln. Die Behandlung erfolgt mit oralen Anthistaminika und topisch appliziertem 1%igem Hydrocortison. Beim Pemphigus gestationis ist meist eine orale Steroidgabe erforderlich.

Schwangerschaftsbedingte Cholestase

Bei der schwangerschaftsbedingten Cholestase kommt es zu einem erheblichen Juckreiz durch eine intrahepatische Cholestase (in etwa 0,2 % der Schwangerschaften). Das Wiederholungsrisiko liegt bei 40 %. Typischerweise tritt die Erkrankung im 3. Trimenon auf, mit massivem Juckreiz der Handflächen und Fußsohlen. Eine Rötung tritt nicht auf, Kratzspuren können sichtbar sein. Ein Zusammenhang zur Frühgeburtlichkeit und Totgeburt besteht. Die Diagnose wird durch erhöhte Gallensäuren im Serum und erhöhte Transaminasen gestellt. Der Juckreiz kann ggf. durch Ursodesoxycholinsäure behandelt werden. Die Entbindung, meist in der 37. − 38. Schwangerschaftswoche, beendet die Erkrankung.

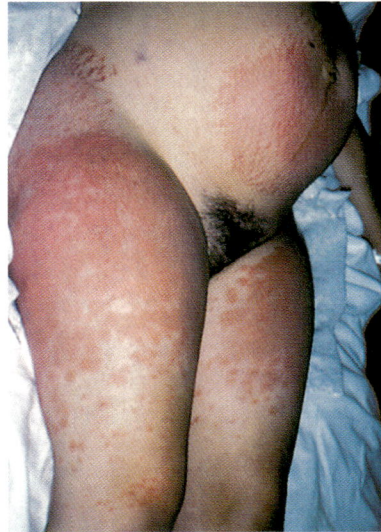

Abb. 100 Papulöse Dermatose in der Schwangerschaft

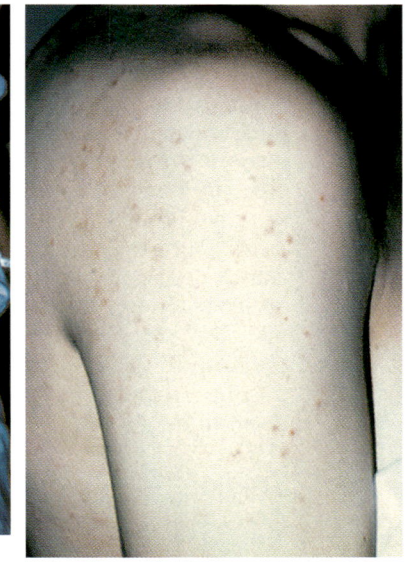

Abb. 101 Follikulitis

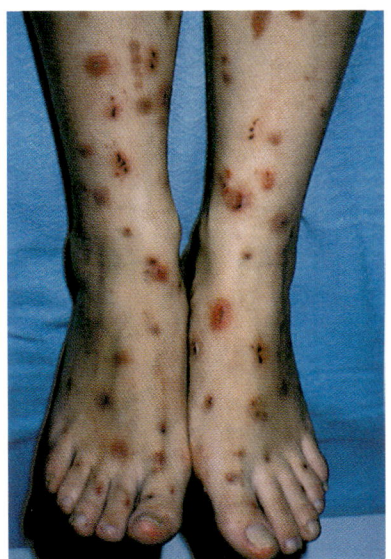

Abb. 102 Prurigo

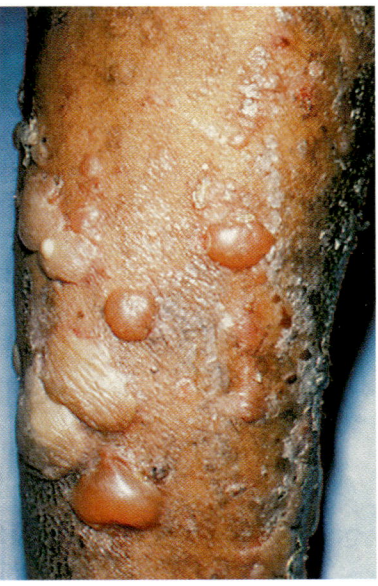

Abb. 103 Pemphigus gestationis

Medikamenten- und Drogenabusus

Verschreibungspflichtige Medikamente

Die meisten Medikamente passieren die Plazentaschranke und finden sich auch in der Muttermilch, allerdings sind teratogene Effekte nur für wenige wirklich nachgewiesen worden (z. B. Valproat, Warfarin, Methotrexat). Trotzdem sollte im ersten Trimester eine medikamentöse Behandlung soweit möglich vermieden werden. Das kindliche Wachstum und die weitere Entwicklung können allerdings auch im weiteren Verlauf der Schwangerschaft beeinträchtigt werden: z. B. Zahnverfärbung durch Tetrazykline (Abb. 104), Strumabildung durch Thyreoostatika (Abb. 105). Im dritten Trimenon eingesetzte Substanzen können eine Auswirkung auf das Neugeborene haben (z. B. Narkosemittel oder Analgetika, die eine Atemdepression beim Kind hervorrufen können).
Medikamente sollten deswegen nur bei klaren Indikationen und nach sorgfältiger Nutzen-Risiko Abwägung verschrieben werden.

Rauchen

Rauchen vermindert das Durchschnittsgewicht des Kindes um 200 – 300 g. Die fetale Wachstumsretardierung wird aber geringer, wenn die Mutter das Rauchen in der zweiten Schwangerschaftshälfte aufgibt. Rauchen während der Schwangerschaft erhöht ebenfalls das Risiko für vorzeitige Wehen, vorzeitigen Blasensprung, vorzeitige Plazentalösung und den plötzlichen Kindstod (SIDS).

Alkohol

Der Konsum von mehr als 20 Einheiten Alkohol/Tag (entspricht 160 g) geht mit Intelligenzdefekten, alkoholassoziierten Fehlbildungen und dem fetalen Alkoholsyndrom einher (geistige Behinderung, Wachstumsretardierung, typische Gesichtszüge mit kurzen Stirnfalten, hypoplastischem Nasenbein und Mikrognathie, Abb. 106).

Drogenkonsum

Häufige Komplikationen bei Frauen, die in der Schwangerschaft Drogen zu sich nehmen, sind Anämie, vorzeitiger Blasensprung, vaginale Blutungen, Frühgeburtlichkeit, fetale Wachstumsretardierung, asphyktische Kinder und perinatale Todesfälle. Zusätzlich ist das Risiko für Hepatitis-B- oder HIV-Infektionen erhöht. Beim Neugeborenen können Entzugserscheinungen auftreten, abhängig von der Art der Drogen und der jeweiligen Halbwertszeit.

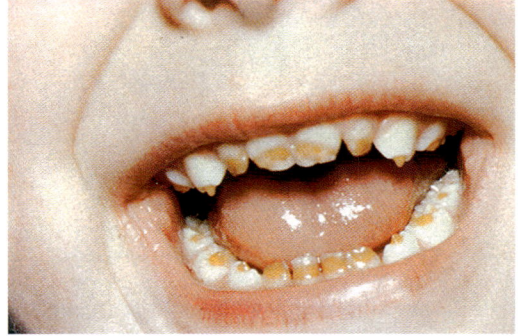

Abb. 104   Zahnverfärbung nach Tetrazyklin

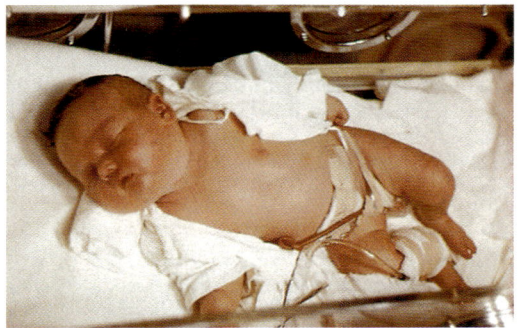

Abb. 105   Neonatale Struma nach mütterlicher Thyreo-
statika-Einnahme

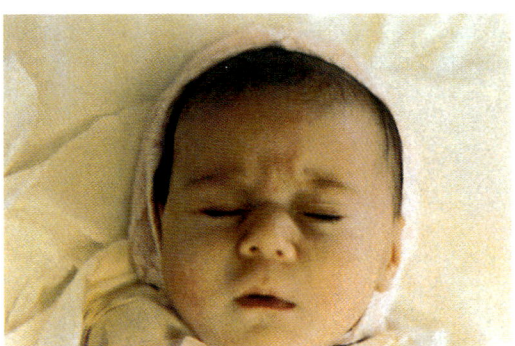

Abb. 106   Fetales Alkoholsyndrom

12 Fetale Wachstumsretardierung

Inzidenz Etwa 10% aller Lebendgeborenen und 30% der Kinder mit einem Geburtsgewicht unter 2500 g weisen eine intrauterine Wachstumsretardierung auf („intrauterine growth restriction" = IUGR oder „small for gestational age" = SGA). Zu beobachten sind eine erhöhte perinatale Mortalität und Morbidität sowie vermehrt Probleme bei der weiteren Entwicklung der Kinder.

Definition Die fetale Wachstumsretardierung wird definiert als das Unvermögen, das genetisch bestimmte Wachstumspotenzial zu erreichen (Abb. 107). Bedingt durch eine erhebliche ethnische und geographische Variationsbreite ist die Diagnose in Praxi allerdings oft nur schwer zu stellen. Die pränatale Diagnostik stützt sich vorwiegend auf den Ultraschall: Nichterreichen der normalen Entwicklungsmaße in der Biometrie oder eine deutliche Asymmetrie zwischen Kopfumfang (Abb. 108) und Abdomenumfang (Abb. 109). Wichtig ist, dass im zweiten Fall die gemessenen fetalen Parameter nicht notwendigerweise außerhalb der Normwerte liegen müssen. Im normalen Wachstumsverlauf findet das Maximum des Größenwachstums ab der 20. Schwangerschaftswoche und das Maximum der Gewichtszunahme ab der 34. Schwangerschaftswoche statt. Zum Ende der Schwangerschaft hin wird das fetale Wachstum durch die beengten Platzverhältnisse möglicherweise gebremst. Insgesamt wird die Größe durch genetische, hormonelle und Ernährungsfaktoren beeinflusst.

Ursachen
* *Interne Ursachen:* Fehlbildungen, einschließlich chromosomaler Störungen (5–10%), Virusinfektionen (2%)
* *Externe Ursachen:* Insuffizienz der uteroplazentaren Einheit (z.B. Präeklampsie), zyanotische Herzfehler, schwere mütterliche Mangelernährung, Rauchen, Alkohol, Kokain, Medikamente (z.B. Atenolol) und idiopathisch (30%).

Risiko-faktoren Minderwuchs, Mangelgeburten bei früheren Schwangerschaften, geringes Gewicht der Mutter (< 45 kg) und niedriger Body Mass Index, mangelnde Gewichtszunahme, Mehrlingsschwangerschaften, Rauchen, Alkohol, erhöhte α-Fetoprotein-Spiegel und weitere Ursachen (s.o.).

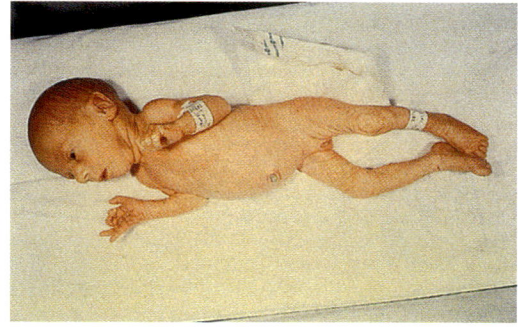

Abb. 107   Neugeborenes mit Wachstumsretardierung

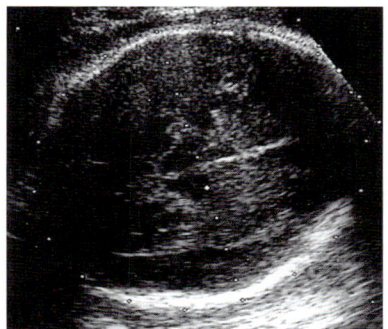

Abb. 108   Ultraschallmessung des Kopfumfanges

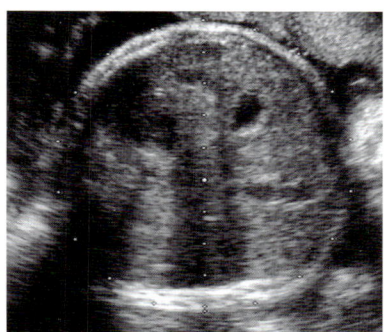

Abb. 109   Ultraschallmessung des Abdomenumfanges

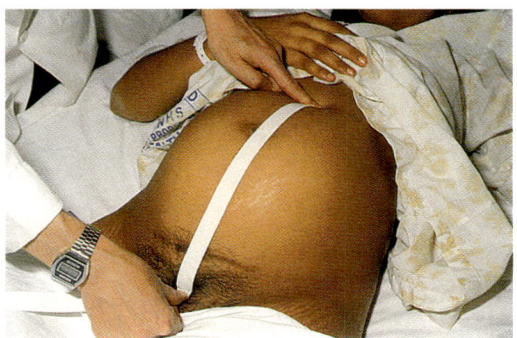

Abb. 110   Messung des Symphysen-Fundus-Abstandes

Diagnose Auch bei genauer klinischer Beobachtung unter Einbeziehung der Risikofaktoren bleiben etwa 30–50% der wachstumsretardierten Kinder
unentdeckt. Regelmäßige Messungen des Symphysen-Fundus-Abstandes
verbessern zwar die Sensitivität, trotzdem ist die Methode nur gering
aussagekräftig (Abb. 110). Mehrlingsschwangerschaften, Polyhydramnion,
Querlage oder mütterliche Adipositas vermindern die Möglichkeit der
klinischen Diagnostik weiter. Der Ultraschall stellt die beste Methode dar,
um eine fetale Retardierung durch regelmäßige Messung von Kopf- und
Abdomenumfang zu diagnostizieren.

Zwei verschiedene Formen der Wachstumsretardierung können unterschieden werden:

- *symmetrische/frühe Form:* meist Folge interner Ursachen (z. B. kongenitale Anomalien, Virusinfektionen). Bei der Sonographie weichen sowohl
der Kopf- wie der Abdomenumfang von der Normkurve ab (Abb. 111)
- *asymmetrische/späte Form:* meist Folge externer Ursachen (z. B. Präeklampsie, Mehrlingsgravidität). Im Ultraschall zu kleiner Abdomenumfang bei meist noch normalem Kopfumfang (Abb. 112)

Vorgehen Bei jeder Wachstumsretardierung sollte ein sonographischer Fehlbildungs-
ausschluss erfolgen. Bei frühem Eintreten der Retardierung und bei der
symmetrischen Form muss auch eine Karyotypisierung durch Amniozentese oder Chorionzottenbiopsie und eine Virusdiagnostik erwogen werden.
Obligat ist selbstverständlich die regelmäßige Überwachung des fetalen
Gesundheitszustandes. Der Zeitpunkt der Geburt wird durch das Schwan-
gerschaftsalter und den Zustand des Feten bestimmt, bei Frühgeburtlichkeit sollten vorher Kortikosteroide gegeben werden. Eine Doppler-Sonographie der Umbilikalarterie kann zur Differenzierung eines physiologisch
kleinen Kindes von einem Feten mit Wachstumsretardierung bei Mangelversorgung hilfreich sein.

Neonatale Komplikationen

Perinatale Asphyxie, Mekoniumaspiration, Lungenblutungen, Hypothermie, Hypoglykämie, Polyzythämie, und möglicherweise Unreife und
angeborene Fehlbildungen.

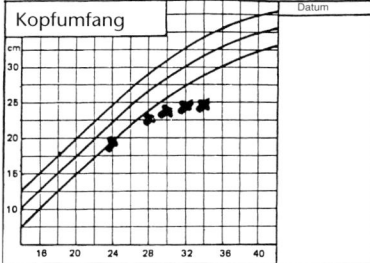

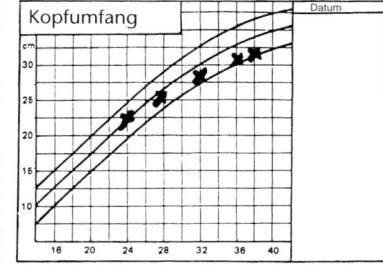

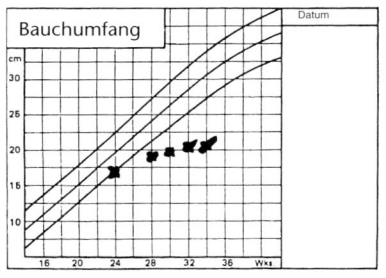

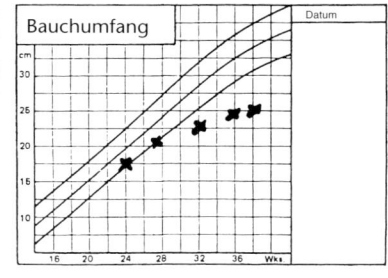

Abb. 111 Symmetrische/frühe Form der Wachstumsretardierung

Abb. 112 Asymmetrische/späte Form der Wachstumsretardierung

13 Präpartale Überwachungsmöglichkeiten

Routineuntersuchungen

Bei risikofreien Schwangerschaften ist die Überwachung des Feten auf die klinische Kontrolle des Wachstums und die mütterliche Wahrnehmung der kindlichen Bewegungen beschränkt. Die Herztöne werden entweder unter Zuhilfenahme des Holzstethoskops nach Pinard (Abb. 113) oder mit Hilfe eines einfachen Doppler-Gerätes (Abb. 114) kontrolliert. Diese Art der Überwachung ist recht eingeschränkt, und erlaubt lediglich eine Aussage über das Vorhandensein der Herztöne und die momentane Frequenz.

Risikoschwangerschaften

Der Begriff der „Riskoschwangerschaft" kann sich aus anamnestischen Daten (z. B. mütterlicher systemischer Lupus erythematodes, vorausgegangene Totgeburt) oder aufgrund von Befunden, die während der Schwangerschaft erhoben wurden (z. B. erhöhte Serum-α-Fetoprotein-Spiegel, wiederholte präpartale Blutungen, schwangerschaftsinduzierte Hypertonie, im Ultraschall festgestellte Wachstumsretardierung) ergeben. In diesen Fällen sollten regelmäßige Ultraschalluntersuchungen erfolgen, um das Größenwachstum (Biometrie), die Fruchtwassermenge, das fetale biophysikalische Profil und ggf. eine Doppler-Untersuchung der Nabelschnurarterie durchzuführen. Die Aufzeichnung der kindlichen Herzfrequenz in Ruhe (Abb. 115) spielt bei der präpartalen Überwachung ebenfalls eine Rolle. Allerdings ist die Wertigkeit dieser Methoden bei spezifischen Erkrankungen (z. B. Diabetes mellitus, Cholestase) noch nicht genau untersucht.

Biophysikalische Methoden

Die zugrunde liegende Theorie geht davon aus, dass ein Fetus mit chronischem Mangelzustand (insbesondere Sauerstoffmangel) eine zentralnervöse Störung haben muss (Verminderung der Variabilität der Herzfrequenz, der kindlichen Bewegungen und der Atembewegungen) und in schweren Fällen auch eine Verminderung der Nierenfunktion zeigen wird (Oligohydramnion). Die zur Verfügung stehenden Untersuchungsmethoden sind die Selbstaufzeichnung der fetalen Bewegungen durch die Mutter, die Aufzeichnung der fetalen Herzfrequenz in Ruhe und das biophysikalische Profil (s. u.).

Kardiotokographie

Es besteht eine enge Korrelation zwischen pathologischen Herzfrequenzmustern und einer akuten Hypoxie des Feten. Um den Geburtstermin herum ist die kindliche Herzfrequenz vom Zustand des Feten abhängig. Ein reifes Ungeborenes zeigt etwa über 30% der Zeit eine Ruhephase (mit geringer Oszillation der Baseline und fehlenden Akzelerationen) und in etwa 70% eine aktive Phase (große Bandbreite der Baseline, viele Akzelerationen, d. h. Erhöhungen der Herzfrequenz um 15 Schläge/min über die Baseline über eine Dauer von zumindest 15 s, Abb. 116). Ein CTG

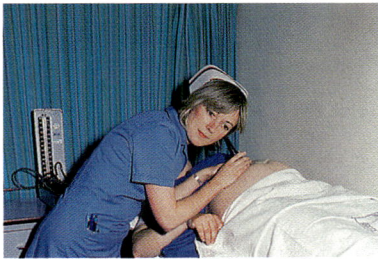

Abb. 113 Überwachung der kindlichen Herztöne mit dem Pinard-Stethoskop

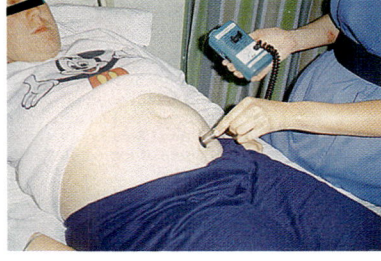

Abb. 114 Überwachung der kindlichen Herztöne mittels Doppler

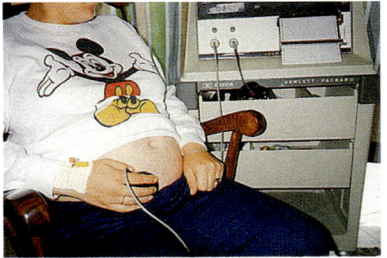

Abb. 115 Aufzeichnung der kindlichen Herztöne durch CTG

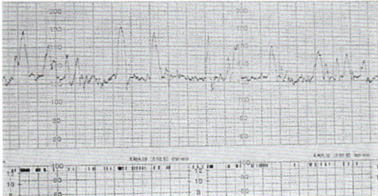

Abb. 116 Normale kindliche Herztöne am Geburtstermin

(Kardiotokographie) mit Akzelerationen, eine Baseline zwischen 110 und 160 Schlägen/min und Fehlen von Dezelerationen wird als normal bezeichnet. Die Kardiotokographie stellt während der eigentlichen Registrierung eine zuverlässige Methode dar, um eine Hypoxie zu erkennen, kann aber keine Aussagen für die weitere Prognose liefern. Das wichtigste Einsatzgebiet ist die Überwachung bereits als deprimiert erkannter Feten und das Monitoring unter der Geburt.

Biophysikalisches Profil

Eine bessere Methode, um das Wohlergehen des Kindes zu dokumentieren, ist das biophysikalische Profil. Hierbei werden fünf Parameter erfasst: Herzfrequenzmuster (CTG in Ruhe, s.o.) fetale Bewegungen, fetaler Muskeltonus, Atembewegungen des Feten und Fruchtwassermenge. Sind vier oder fünf der Parameter während einer Untersuchung von 30 min vorhanden, so ist das Risiko einer antepartalen Asphyxie gering.

Fruchtwassermenge

Die Fruchtwassermenge kann sonographisch entweder durch die Messung des größten Durchmessers (von 20–80 mm) oder durch die Bestimmung des Fruchtwasserindex („amniotic fluid index", AFI) erfolgen, wobei in den 4 Quadranten des Uterus jeweils die vertikale Größe der Fruchtwasserdepots gemessen, und dann die Summe daraus gebildet wird (Abb. 117).
- *Oligohydramnion* (max. Durchmesser < 20 mm, oder AFI < 3. Perzentile): kann als Folge eines Blasensprunges, einer fetalen Nierenerkrankung oder einer anderen fetalen Störung (z.B. schwere Wachstumsretardierung) auftreten.
- *Polyhydramnion* (max. Durchmesser > 80 mm, oder AFI > 97. Perzentile): tritt auf als Folge einer kindlichen Schluckstörung (z.B. bei Ösophagusatresie), exzessiver Urinproduktion (z.B. bei Diabetes mellitus der Mutter) oder beim fetofetalen Transfusionssyndrom.

Doppler-Untersuchung der Nabelschnurarterie

Das Fehlen eines diastolischen Blutflusses während der Diastole in der Nabelschnurarterie (sog. diastolischer Nullfluss) oder gar ein Rückstrom („reverse flow") eines SGA-Kindes ist mit einem erhöhten Risiko für perinatale Todesfälle, Hypoxie unter der Geburt, Notwendigkeit der vorzeitigen Entbindung und nekrotisierender Enterokolitis assoziiert. Dies ist die einzige Methode der fetalen Überwachung, die in randomisierten Studien einen Vorteil aufzeigen konnte. Veränderungen im Blutflussprofil anderer Gefäße wie Ductus venosus (Abb. 119) oder A. cerebri media (Abb. 73) können zur Entscheidungsfindung über den optimalen Geburtszeitpunkt bei Wachstumsretardierung mit herangezogen werden.

Präpartale Überwachungsmöglichkeiten

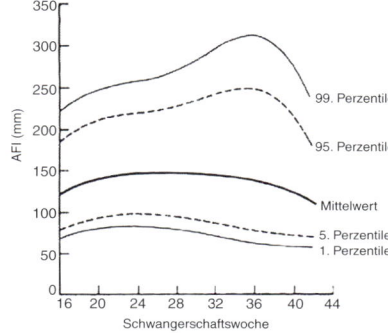

Abb. 117 Perzentilenkurven des Fruchtwasserindex (AFI)

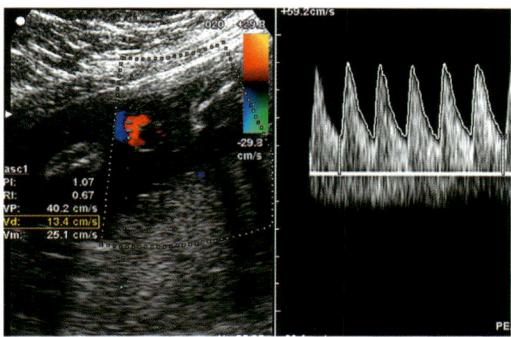

Abb. 118 Doppler-Messung der Blutflussgeschwindigkeit in der A. umbilicalis

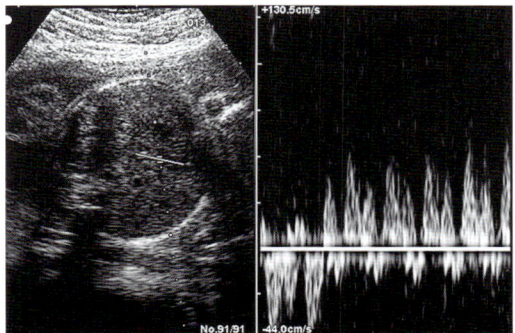

Abb. 119 Doppler-Messung der Blutflussgeschwindigkeit im Ductus venosus

14 Unreife

Frühgeburtlichkeit

Definition Geburt vor der 37. Schwangerschaftswoche.

Inzidenz 5–8% aller Geburten.

Ursachen Die wichtigsten Risikofaktoren für eine Frühgeburtlichkeit sind: Mehrlingsschwangerschaften, präpartale Blutungen, fetale Fehlbildungen, Uterusfehlbildungen, Zervixinsuffizienz, Infektionen, vorzeitiger Blasensprung (s. u.) und Polyhydramnion. Eine Frühgeburt kann notwendig werden bei Präeklampsie, schwerer intrauteriner Wachstumsretardierung oder Verschlechterung des mütterlichen Gesundheitszustandes.

Klinisches Vorgehen Die Diagnose der vorzeitigen Wehentätigkeit wird durch die Verkürzung der Zervix bei gleichzeitiger regelmäßiger Wehentätigkeit bestätigt. Alle möglichen Ursachen müssen abgeklärt und ggf. behandelt werden. Bei fehlenden Kontraindikationen erfolgt eine Tokolyse (z. B. mit Atosiban, Ritodrin oder Nifedipin). Um die Inzidenz des Atemnotsyndroms (Abb. 120) beim Neugeborenen zu vermindern, wird Dexamethason oder Betamethason gegeben.

Vorzeitiger Blasensprung

Definition Einreißen der Eihäute vor Einsetzen der Wehentätigkeit und vor der 37. Schwangerschaftswoche. 30% der Frühgeburten geht ein vorzeitiger Blasensprung voraus.

Diagnose Bei der Spiegeleinstellung findet sich Fruchtwasser im Introitus oder in der Vagina (Abb. 121). Die Diagnosestellung kann allerdings schwierig werden, wenn der Fruchtwasserabgang nur intermittierend erfolgt. In diesen Fällen können spezielle biochemische Testkits (Abb. 122) weiterhelfen. Die Sonographie ist meist nicht sensitiv genug.

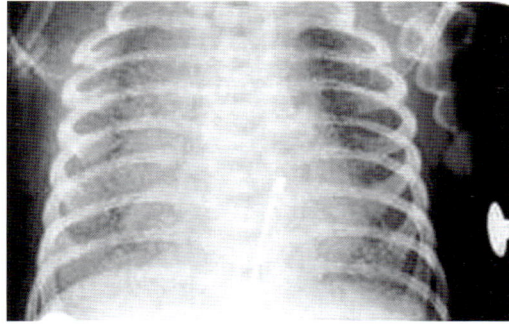

Abb. 120 Röntgenbild eines Neugeborenen mit dem „Milchglasphänomen" der Lunge bei Atemnotsyndrom

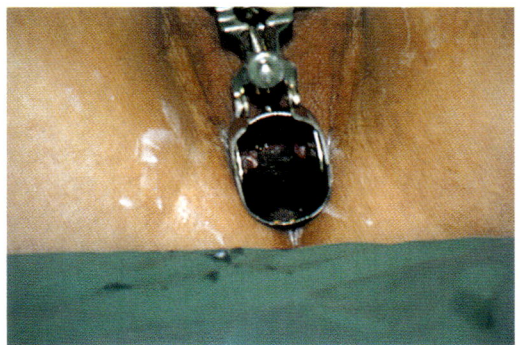

Abb. 121 Fruchtwasser intravaginal bei der Spiegeleinstellung

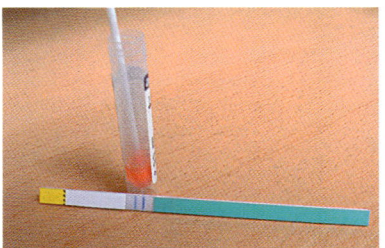

Abb. 122 Biochemische Untersuchung auf Fruchtwasser

Konse-quenzen	Vorzeitige Wehen und Frühgeburtlichkeit, Chorioamnionitis, postpartale Endomyometritis und Neugeborenensepsis. Ein lang zurückliegender Blasensprung aus einer sehr frühen Schwangerschaftswoche führt zu Lungenhypoplasie, Kompression der Nabelschnur und Kontrakturen.
Klinisches Vorgehen	Die stationäre Aufnahme wird in der Regel bevorzugt, ist aber nicht obligat. Eine besondere Aufmerksamkeit verlangt insbesondere die Beobachtung der möglichen Infektionszeichen (Schmerzen, Wehen, Weichwerden des Uterus, verstärkter vaginaler Fluor, mütterliches Fieber, Tachykardie, Erhöhung des CRP, positiver Vaginalabstrich) und jegliche vaginale Untersuchung sollte, außer im Falle einer Wehentätigkeit, unterbleiben. Für Frauen zwischen der 24. und 34. Schwangerschaftswoche kann die Gabe von Erythromycin sinnvoll sein, um die Schwangerschaft zu verlängern und das Infektionsrisiko zu vermindern. Steroide werden normalerweise vor der 36. Woche gegeben, um die Lungenreife anzuregen. Unabhängig vom Schwangerschaftsalter muss die Geburt bei Infektionsverdacht angestrebt werden. Nur bei Steroidgabe zur Induktion der Lungenreife sollten die Wehen für 48 h gehemmt werden. Für Schwangerschaften nach der 34. Woche wird meist eine Geburtseinleitung in der 36.–38. Woche geplant.

Folgen der Frühgeburtlichkeit

Die frühen kindlichen Komplikationen umfassen Todesfälle, Atemnotsyndrom, intraventrikuläre Blutungen, periventrikuläre Leukomalazie (Abb. 123), Lungenblutungen, nekrotisierende Enterokolitis (Abb. 124), Sepsis, Hypothermie, mangelnde Gewichtszunahme, Ikterus neonatorum und Hypoglykämie. Spätfolgen sind Retinopathie, chronische Lungenerkrankungen und verzögerte geistige Entwicklung.

Verhinderung der vorzeitigen Wehentätigkeit

Risiko-selektion	Eine Evaluation der Risiken kann anamnestisch (vorangegangene Frühgeburten, Z.n. Konisation) oder aufgrund von Befunden wie spezielle Abstriche zur Erkennung von fetalem Fibronectin, bakteriologische Abstriche und Sonographie der Zervixlänge erfolgen (Abb. 125). Eine Zervix von weniger als 2,5 cm im Ultraschall ist signifikant mit einem erhöhten Risiko für vorzeitige Wehen und vorzeitigem Blasensprung korreliert, insbesondere wenn sich am inneren Muttermund eine Trichterbildung nachweisen lässt.
Behandlung	Frauen mit nachgewiesener bakterieller Kolpitis und einer Vorgeschichte mit Frühgeburtlichkeit können von einer Antibiotikagabe profitieren. In Fällen von verkürzter Zervix und/oder Trichterbildung bzw. bei Z.n. Zervixinsuffizienz kann eine Cerclage hilfreich sein.

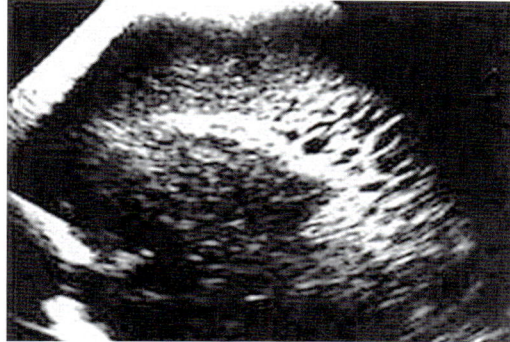

Abb. 123 Ultraschallbild des Gehirns eines Neugeborenen mit periventrikulärer Leukomalazie

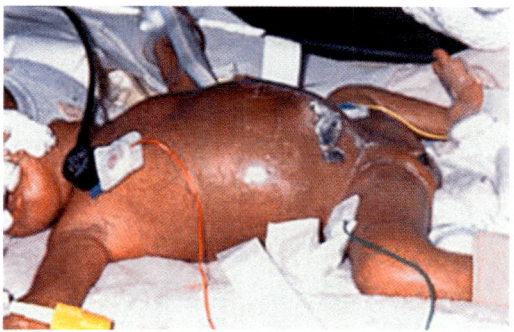

Abb. 124 Neugeborenes mit nekrotisierender Enterokolitis

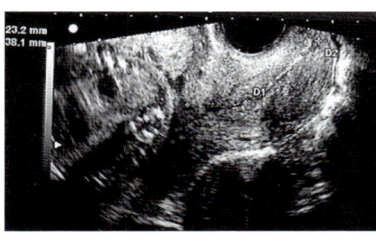

a

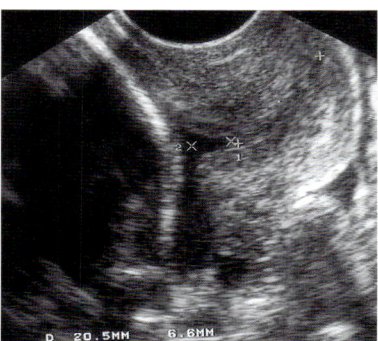

b

Abb. 125 Vaginaler Ultraschall (a) mit langer (61,3 mm) und geschlossener Zervix bzw. (b) mit verkürzter (21,5 mm) Zervix und Trichterbildung

15 Präpartale Blutungen

Definition   Blutungen aus dem Genitaltrakt ab der 24. Schwangerschaftswoche und vor Geburt des Kindes.

Vorgehen   Blutverlust feststellen, ggf. Wiederbelebungsmaßnahmen einleiten. Kontrolle des Feten. Ursache feststellen. Eine vaginale Untersuchung darf erst dann durchgeführt werden, wenn im Ultraschall eine Placenta praevia ausgeschlossen worden ist. Bei Insertio velamentosa und vorzeitiger Plazentalösung muss umgehend die Entbindung erfolgen, bei Placenta praevia kann eher ein konservatives Vorgehen mit später geplantem Kaiserschnitt möglich sein.

Placenta praevia

Blutung aus der Plazenta bei Sitz derselben über dem inneren Muttermund. Meist schmerzlos oder bei Wehentätigkeit. Häufig pathologische Kindslage.
Einteilung in Placenta praevia totalis und partialis, je nachdem ob der innere Muttermud komplett überdeckt ist oder nicht.
Risikofaktoren sind vorangegangene Sectio, Mehrlingsgravidität und Uterusfehlbildungen.
Die Diagnose wird durch Ultraschall (Abb. 126), MRT oder Untersuchung im OP gestellt.

Vorzeitige Plazentalösung

Blutung aus der normal sitzenden Plazenta. Meist schmerzhaft und mit Wehentätigkeit oder einem hypertonen, harten Uterus auftretend. Die Stärke der vaginalen Blutung kann sehr unterschiedlich sein. Im Ultraschall ist meist keine Blutung zu sehen. Pathologisches CTG, fetale Hypoxie oder intrauteriner Fruchttod sind häufig. Bei Geburt findet sich meist ein retroplazentares Hämatom (Abb. 127), der Kleihauer-Test kann positiv sein (Abb. 128), als Folge einer fetomaternalen Transfusion fetaler Erythrozyten.

Insertio velamentosa

Blutung aus die Eihäute überziehenden Nabelschnurgefäßen bei spontanem Blasensprung oder einer Amniotomie. Häufig auch bei Nebenplazenta (Abb. 129). Der Blutverlust ist rein fetal und die perinatale Mortalität hoch.

Andere Ursachen

Sog. „Zeichnungsblutung" bei Beginn der Wehentätigkeit, zervikale Läsionen wie Ektopie, Zervixkarzinom, Zervizitis.

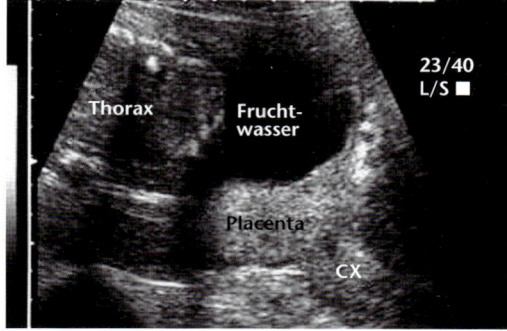

Abb. 126 Ultraschallbild mit Placenta praevia

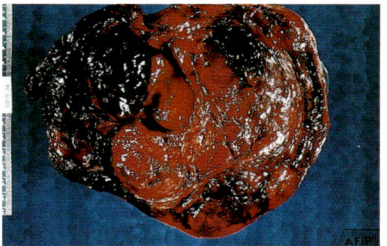

Abb. 127 Vorzeitige Plazentalösung mit retroplazentarem Hämatom

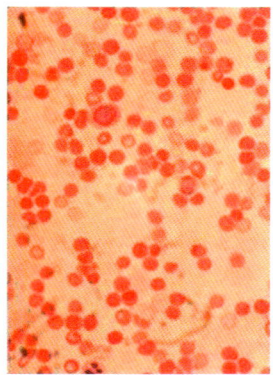

Abb. 128 Kleihauer-Test

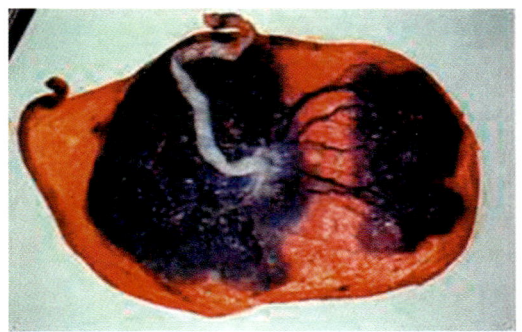

Abb. 129 Nebenplazenta mit Gefäßbrücken über die Eihäute

16 Geburt

Allgemeine Richtlinien

Vorgehen Jeder, der an einer Geburt beteiligt ist, sollte stets das Wohlergehen und die Sicherheit von Mutter und Kind vor Augen haben, und sollte danach streben, das Geburtserlebnis für alle Beteiligten zu einer positiven Erfahrung zu machen.

In vielen Ländern obliegt die Leitung der Geburt allein der Hebamme, ggf. in Absprache mit einem Allgemeinmediziner. Ein Geburtshelfer wird dann nur bei Komplikationen (z. B. fetale Hypoxie, zögerlicher Geburtsfortschritt, mütterliche Erkrankung) hinzugezogen. In anderen Ländern wiederum (z. B. in den USA oder Deutschland) werden die meisten Geburten von Frauenärzten geleitet.

Überwachung Die Geburt ist ein natürlicher Vorgang, und alle Maßnahmen der Überwachung dienen dazu, Abweichungen von diesem normalen Verlauf zu erkennen. Die Überwachung besteht aus drei Komponenten, die im Partogramm zusammengefasst werden (eine Übersicht, hier aber in allen drei Anteilen einzeln dargestellt):

- *Fetaler Zustand* (Abb. 130). Die fetale Herzfrequenz wird entweder intermittierend alle 15 min oder kontinuierlich durch die Kardiotokographie (CTG) überwacht. Die Farbe des vaginal abgehenden Fruchtwassers wird ebenso festgehalten, wie die Flektion des Kopfes bei der vaginalen Untersuchung.
- *Fortschritt der Geburt* (Abb. 131). Festgehalten wird das Tiefertreten des kindlichen Kopfes (bei der abdominalen Untersuchung in Fünfteln angegeben, bei der vaginalen Untersuchung in Zentimetern in Relation zur Spina ischiadica), die Eröffnung des Muttermundes bei den regelmäßig durchgeführten vaginalen Untersuchungen, die Stärke und Dauer der Wehen sowie verabreichte Medikamente zur Induktion/Unterstützung der Wehentätigkeit.
- *Mütterlicher Zustand* (Abb. 132). Allgemeinbefinden, Puls und Blutdruck werden jede halbe Stunde, die Temperatur alle 4 Stunden aufgezeichnet. Die Flüssigkeitsaufnahme wird ebenso wie die Urinausscheidung festgehalten, außerdem wird der Urin auf Glukose, Eiweiß und Ketone untersucht. Auch alle Medikamente, die die Patientin bekommt, werden notiert.

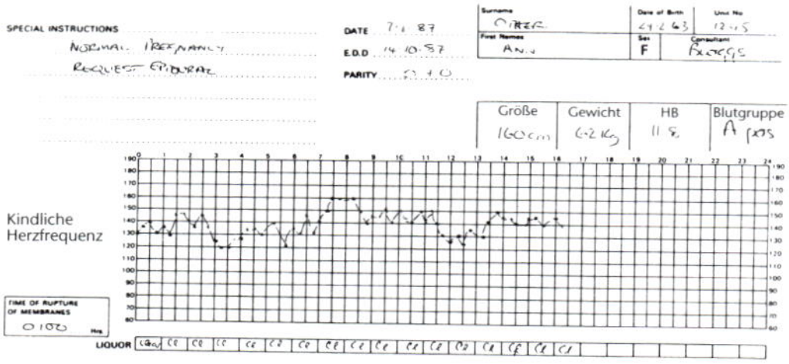

Abb. 130 Partogramm: fetaler Zustand

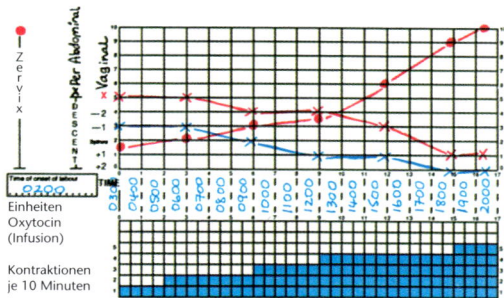

Abb. 131 Partogramm: Geburtsfortschritt

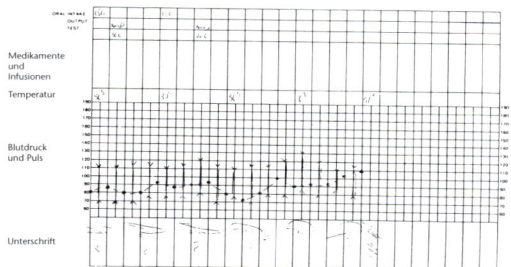

Abb. 132 Partogramm: mütterlicher Zustand

Eröffnungsperiode

Definition Von Beginn der regelmäßigen Wehentätigkeit bis zur vollständigen Eröffnung des Muttermundes.

Feststellung Der Beginn der Wehentätigkeit wird retrospektiv festgelegt, nachdem durch wiederholte vaginale Untersuchungen unter regelmäßiger Wehentätigkeit ein Effekt auf den Muttermund (Verkürzung und Eröffnung) festgestellt werden konnte. Häufig geht der Wehenbeginn mit einer sog. „Zeichnungsblutung" einher, dem Abgang des meist blutig tingierten Schleimpfropfes aus dem Zervikalkanal. Ein vorzeitiger Blasensprung geht der Wehentätigkeit in lediglich etwa 10% der Fälle voraus.

Einteilung
- *Latente Phase:* von Beginn der Wehen bis zur Muttermundseröffnung von etwa 3–4 cm. Mittlere Dauer etwa 9 Std. bei Erstgebärenden und etwa 5 Std. bei Mehrgebärenden.
- *Aktive Phase:* vom Ende der latenten Phase bis zur vollständigen Muttermundseröffnung. Dauer etwa 5 Std. bei Erstgebärenden und etwa 2 Std. bei Mehrgebärenden. Während der aktiven Phase sollte die Eröffnung des Muttermundes mindestens 1 cm/Stunde betragen, und der führende Teil des Kindes weiter tiefer treten (Abb. 133).

Mangelnder Geburtsfortschritt Durch das Partogramm lassen sich zwei verschiedene Muster in der Eröffnungsphase unterscheiden. Die primäre Wehenschwäche (Abb. 134) bei zögerlichem Geburtsfortschritt während der gesamten aktiven Phase. Häufiger bei Erstgebärenden anzutreffen, und meist Folge mangelnder Kontraktionen oder einer Fehleinstellung des Feten (z.B. dorsoposteriore Einstellung). Davon zu unterscheiden ist der sekundäre Geburtsstillstand (Abb. 135), wenn sich nach einer normalen latenten Phase der Geburtsverlauf verzögert oder sogar zum Stillstand kommt. Meist bei Fehleinstellungen (Stirnlage) oder einem zephalopelvinen Missverhältnis, wenn der Fetus für das Becken zu groß ist.

Vorgehen Die zugrunde liegende Ursache sollte festgestellt werden. Bei unzureichenden Wehen muss ein Flüssigkeitsdefizit ausgeglichen werden und eine Eröffnung der Fruchtblase (Amniotomie) erfolgen. Die Wehentätigkeit kann ggf. mit Oxytocin unterstützt werden, und sollte mit intrauterinem Druckkatheter überwacht werden (Abb. 136). Bei zephalopelvinem Missverhältnis oder Einstellungsanomalien kann auch ein Kaiserschnitt notwendig werden.

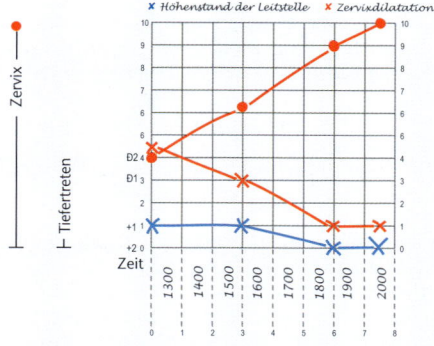

Abb. 133   Partogramm: normaler Geburtsfortschritt

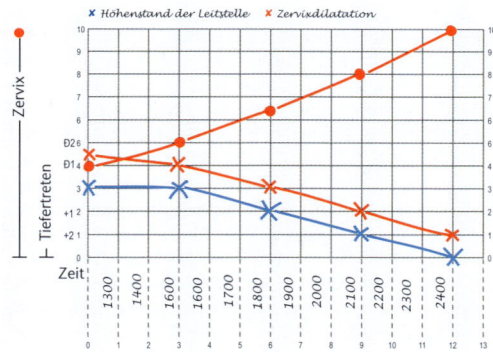

Abb. 134   Partogramm: langsamer Geburtsfortschritt

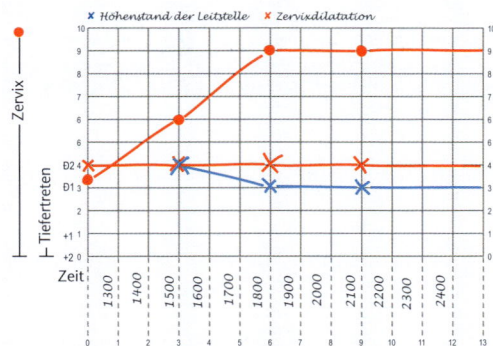

Abb. 135   Partogramm: sekundärer Geburtsstillstand

Definition Beginnt mit der vollständigen Eröffnung des Muttermundes und endet mit der Geburt des Kindes. Die mittlere Dauer beträgt 40 min bei Erst-, und 20 min bei Mehrgebärenden.

Einteilung
- *Passive Phase:* der vorangehende Kindsteil steht noch hoch, es besteht kein Pressdrang
- *Aktive Phase/Pressperiode:* der vorangehende Kindsteil steht tief, die Mutter verspürt Pressdrang

Vorgehen Normalerweise werden die Frauen dazu angehalten aktiv mitzupressen, wenn sie auch den Drang dazu verspüren. Dieser Pressdrang kann bei Epi- oder Periduralanästhesie fehlen. Die Austreibungsperiode sollte insgesamt nicht länger als drei Stunden dauern und bei mütterlichen oder kindlichen Problemen ggf. auch durch eine vaginal-operative Entbindung beendet werden. Bei Frauen, die nach einer Stunde aktiven Mitpressens noch nicht entbunden haben, kann evtl. eine Unterstützung der Wehentätigkeit durch Oxytocin sinnvoll sein, in den meisten Fällen wird aber eine operative Entbindung notwendig werden.

Das sog. „Durchschneiden" des Kopfes durch die Vulva erfolgt, wenn der Introitus maximal gedehnt ist (Abb. 137). Die linke Hand bremst dabei den Kopf, um eine zu schnelle Geburt und damit zu schnelle Dekompression zu verhindern. Die rechte Hand verhindert das unkontrollierte Reißen des Dammes. Nach der Geburt des Kopfes wird mit einer Hand nach einer möglichen Nabelschnurumschlingung um den Hals getastet (Abb. 138). Liegt eine solche vor, wird die Nabelschnur entweder sofort abgeklemmt und durchtrennt, oder über den kindlichen Kopf gezogen. Wenn der Kopf geboren ist, erfolgt in der Regel die äußere Drehung des Kopfes, damit die Schultern den Geburtskanal besser passieren können. Unter gleichzeitigem Pressen der Mutter werden beide Hände flach am Os parietale des kindlichen Köpfchens angelegt und der Kopf sanft nach hinten geführt, so dass die vordere Schulter geboren werden kann (Abb. 138). Danach wird der Kopf nach vorne geleitet, damit die hintere Schulter und der Rumpf geboren werden können. Bei Geburt der vorderen Schulter wird intramuskulär ein Kontraktionsmittel gegeben. Nach der Geburt des Kindes wird die Nabelschnur doppelt abgeklemmt und durchtrennt (Abb. 140). Das Kind wird dann abgetrocknet, warm eingepackt und der Mutter gegeben. Der Apgar-Score dient der Zustandsbeurteilung des Kindes nach der Geburt.

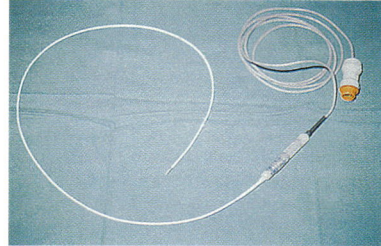

Abb. 136 Katheter zur intrauterinen Druckmessung

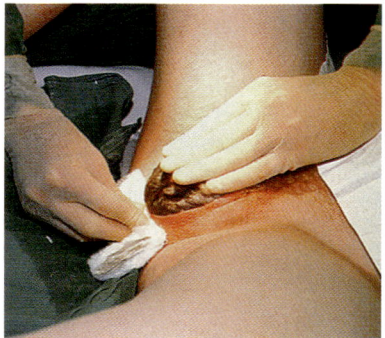

Abb. 137 Durchschneiden des kindlichen Köpfchens

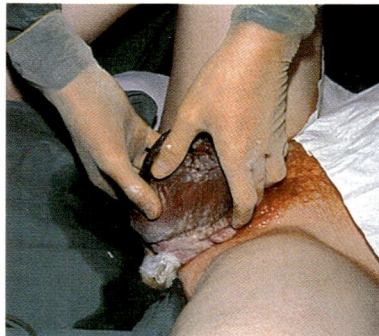

Abb. 138 Ertasten der Nabelschnur

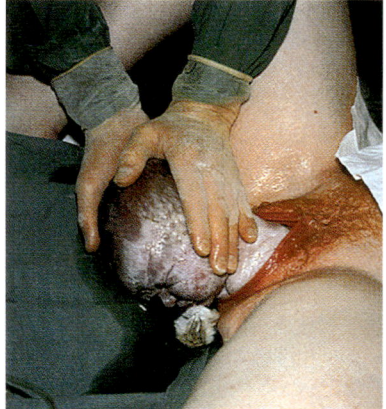

Abb. 139 Geburt der vorderen Schulter

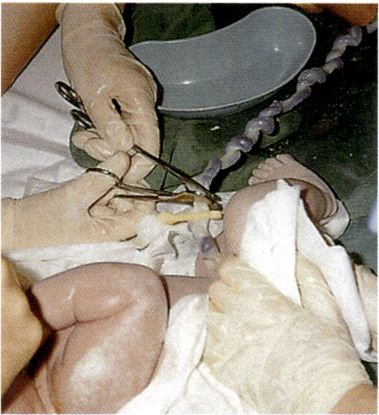

Abb. 140 Abklemmen und Durchtrennen der Nabelschnur

Plazentaperiode

Definition Von der Geburt des Kindes bis zur Geburt der Plazenta.

Vorgehen Ein aktives Vorgehen führt zu einem geringeren Butverlust unter der Geburt. Hierzu gehören die Gabe von Kontraktionsmitteln (z.B. Oxytocin 5 IE in Kombination mit Ergometrin 0,5 mg oder 10 IE Oxytocin i.m.) bei der Geburt der vorderen Schulter, das Abklemmen und Durchtrennen der Nabelschnur und Hilfestellung bei der Geburt der Plazenta, sobald die Lösungszeichen vorliegen: Kontraktion des Uterus, sichtbare Lösungsblutung (Abb. 141) und Tiefertreten/Längerwerden des sichtbaren Nabelschnuranteils. Die Plazenta und die Eihäute werden dann durch kontrollierten Zug an der Nabelschnur entwickelt (Abb. 142, 143). Physiologischerweise erfolgt in der Plazentaperiode keine Gabe von Kontraktionsmitteln, und die Plazenta wird spontan geboren. Hierbei besteht ein höheres Risiko für postpartale Blutungen.

Postpartale Blutung

Inzidenz Zu finden bei etwa 5% der Geburten.

Definition Blutverlust von 500 ml oder mehr innerhalb der ersten 24 Stunden.

Ursachen Hypotoner Uterus (bedingt durch komplett oder partiell zurückgebliebene Plazenta, Mehrlingsschwangerschaft, großes Kind, Polyhydramnion, mangelnde Uteruskontraktion bei Mehrgebärenden) Verletzungen (Uterusruptur, zervikale oder vaginale Abschürfungen) und Gerinnungsstörungen.

Vorgehen Die Uterusatonie wird durch die intravenöse Gabe von Oxytocin oder die intramuskuläre Gabe von Prostaglandinen behandelt. Bei unklarer Ursache kann eine Untersuchung in Narkose notwendig werden. Spezielle uterine Nähte (B-Lynch) oder intrauterine Ballonkatheter werden ebenfalls verwendet. In seltenen Fällen kann auch eine Ligatur der A. iliaca interna oder eine Hysterektomie notwendig werden. Bei Transfusionen sollte ein Hämatologe hinzugezogen werden.

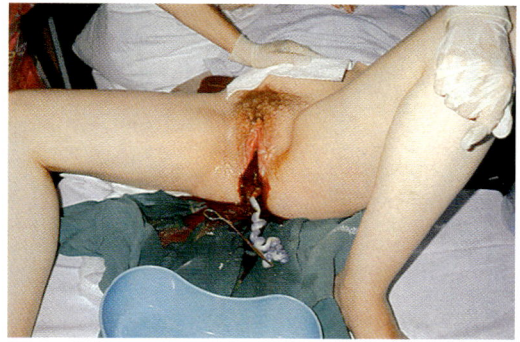

Abb. 141   Lösungsblutung und Uteruskontraktion

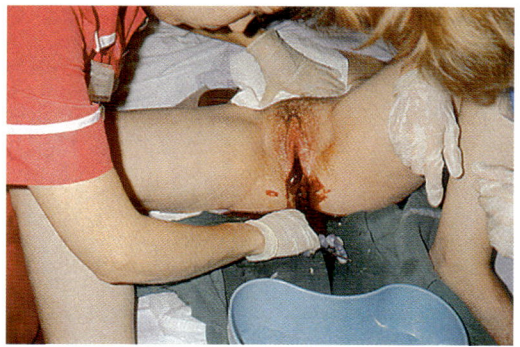

Abb. 142   Kontrollierter Zug an der Nabelschnur

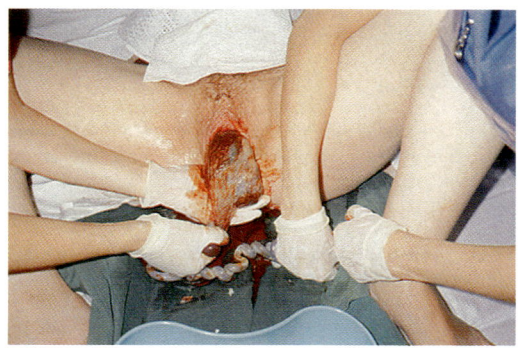

Abb. 143   Geburt der Plazenta

Fruchtwasser

Normalerweise ist das Fruchtwasser klar. Bei Abgang von Mekonium (Abb. 144) als Folge einer fetalen Hypoxie kann es sich grün verfärben, und ist dann als Grund für eine kontinuierliche Überwachung der Herztöne anzusehen. Allerdings kann Mekoniumabgang auch bei Übertragung oder Beckenendlage vorkommen, und gilt dann nicht als Alarmzeichen. Eine Mekoniumaspiration ist möglich und erfordert unter der Geburt die Anwesenheit eines Facharztes. Eine leichte blutige Verfärbung kann Folge der Zeichnungsblutung sein, bei stärkerer Blutung können vorzeitige Plazentalösung, Placenta praevia oder eine Insertio velamentosa die Ursache darstellen.

Überwachung der kindlichen Herztöne

Erkennung einer intrapartalen Hypoxie und Azidose. Eine fetale Hypoxie führt zur Erhöhung des CO_2 und zur metabolischen Azidose aufgrund der Ansammlung von Laktat als Folge der anaeroben Glykolyse. Der fetale Blut-pH sinkt. Dieses wiederum führt zu Veränderungen der kindlichen Herzfrequenz. Allerdings gibt es auch eine ganze Reihe anderer, weniger problematischer Ursachen für Veränderungen der Herzfrequenz, und die Erkennung echter pathologischer Muster kann durchaus schwierig sein. Die Untersuchung des fetalen Blutes zur Bestimmung des pH-Wertes ist daher oft notwendig.

Kontinuierliche Überwachung der Herzfrequenz

Sollte bei allen Schwangeren, insbesondere aber bei Schwangerschaften mit erhöhtem Risiko für eine intrapartale Hypoxie erfolgen (z. B. fetale Wachstumsretardierung, Frühgeburtlichkeit, Beckenendlage, Gabe von Kontraktionsmitteln, Periduralanästhesie, Diabetes mellitus, Hypertonie, Blutungen, Rhesus-Inkompatibilität) bzw. bei auffälliger Auskultation der Herztöne oder Mekoniumabgang.

Die Durchführung erfolgt mittels externer Doppler-Ultraschall-Registrierung (Abb. 145) oder einer fetalen Skalp-Elektrode (Abb. 146). Bedingt durch die Risiken der direkten Elektrode (Verletzungen der Kopfhaut, Infektion) wird die externe Methode bevorzugt, sofern ein gutes Signal abgeleitet werden kann.

Kardiotokographie (CTG)

Interpretation: *Baseline:* Die normale Herzfrequenz am Termin beträgt 110–160 Schläge/min (bpm). Eine Verminderung der Baseline (105–110 bpm) kann bei Übertragung normal sein. Geringere Frequenzen, insbesondere in Kombination mit anderen Auffälligkeiten, können Folge einer fetalen Hypoxie sein. Eine fetale Tachykardie (> 160 bpm) kann bei fetaler Hypoxie oder mütterlichem Fieber entstehen. Ein ständiges Ansteigen der Baseline unter der Geburt, auch wenn sie sich noch innerhalb der Normwerte bewegt, kann ebenfalls wichtig sein.

Variabilität: Normalerweise 5–25 bpm. Eine verminderte Variabilität tritt auf während der fetalen Schlafphase oder bei mütterlicher Medikamenteneinnahme (z. B. Pethidin).

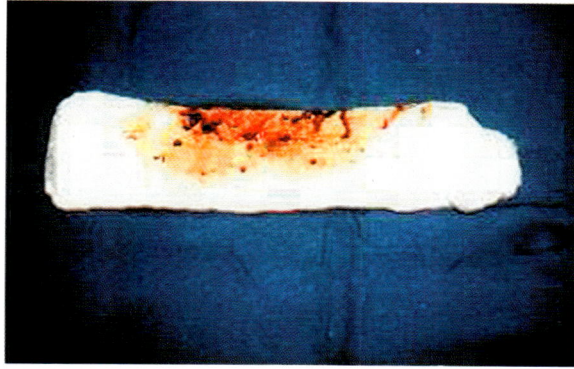

Abb. 144 Mekonium

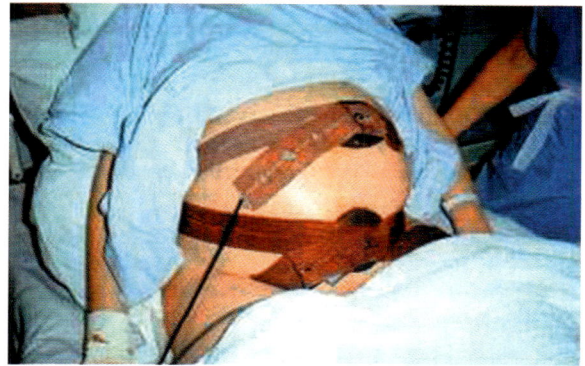

Abb. 145 Externe Kardiotokographie

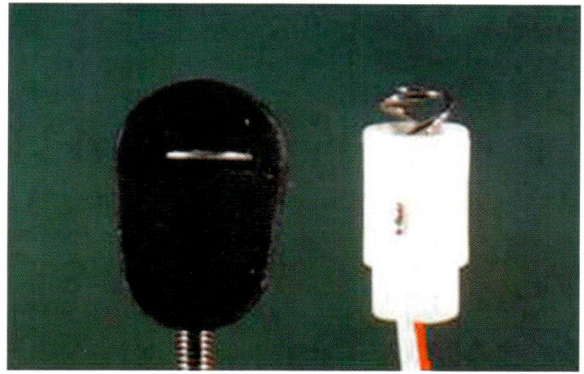

Abb. 146 Fetale Skalp-Elektroden

Akzelerationen: Definiert als Anstieg der Herzfrequenz über die Baseline von mindestens 15 bpm über mindestens 15 s. Das Vorhandensein von Akzelerationen gilt als sicheres Zeichen des fetalen Wohlergehens. Ein „reaktives" CTG (Abb. 147) zeigt 2 oder mehr Akzelerationen in Folge einer kindlichen Bewegung.

Dezelerationen: 3 verschiedene Typen werden unterschieden:
- *frühe Dezelerationen* (Abb. 148): Beginnt mit der Wehe und kehrt auf die Baseline mit Ende der Wehe zurück; meist als Folge der Druckveränderung auf das kindliche Köpfchen (Eintritt des Kopfes ins Becken). 5% Risiko für niedrige pH-Werte.
- *variable Dezelerationen* (Abb. 149): Variabel im zeitlichen Bezug zur Wehe, zu Tiefe und Dauer, meist Folge einer Nabelschnurkompression. 25% Risiko für niedrige pH-Werte.
- *späte Dezelerationen* (Abb. 150): Absinken der Herztöne nach der Wehenspitze, meist Folge einer Plazentainsuffizienz. 50% Risiko für niedrige pH-Werte.

Kontraktionen: Im CTG kann lediglich die Frequenz, nicht die Stärke der Wehen beurteilt werden.

Einteilung
- *Normal:* keine Auffälligkeiten im CTG
- *Verdächtig:* Auffälligkeit in einer Kategorie, Dauerüberwachung ist indiziert
- *Pathologisch:* Auffälligkeiten in mehr als einer Kategorie, das kindliche Wohlergehen sollte mittels Fetalblutanalyse (FBA) weiter abgeklärt werden. Sollte dies nicht möglich sein, ist die sofortige Geburt indiziert.

Vorgehen bei pathologischem CTG
Die Patientin sollte sofort in Links-Seitenlage gebracht werden, um die uterine Durchblutung zu fördern und den plazentaren Sauerstofftransport zu optimieren. Manche empfehlen die O_2-Gabe über eine Maske. Bei Blutdruckabfall sollte dieser sofort durch intravenöse Flüssigkeitsgabe korrigiert (z.B. nach einer Periduralanästhesie), ein evtl. vorhandener Oxytocin-Tropf abgestellt werden. Umgehende Maßnahmen sind bei akuten, nicht reversiblen Ereignissen, wie Uterusruptur, Nabelschnurvorfall oder vorzeitiger Plazentalösung notwendig. Bei anderen Ursachen, und wenn die CTG-Veränderungen bestehen bleiben, sollte eine Fetalblutanalyse durchgeführt werden.

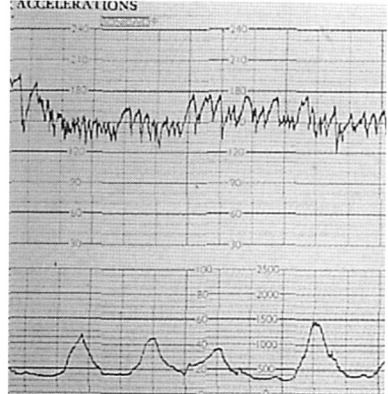

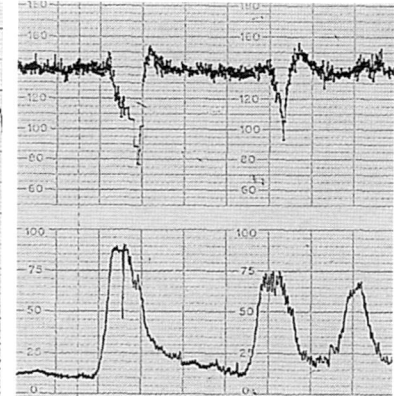

Abb. 147 Normale, reaktive Kardiotokographie

Abb. 148 Frühe Dezelerationen

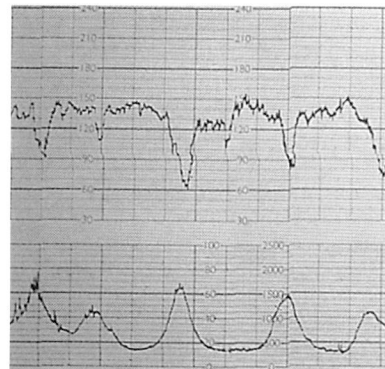

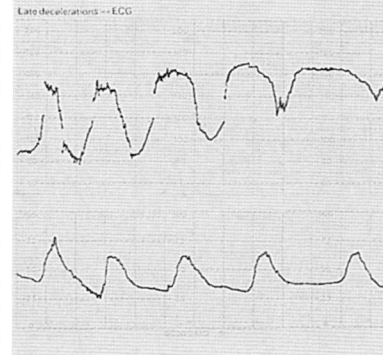

Abb. 149 Variable Dezelerationen

Abb. 150 Späte Dezelerationen, Tachykardie und verminderte Variabilität der
Baseline

Fetalblutanalyse

Ziel der Untersuchung

Dient der Feststellung, ob ein pathologisches CTG auf einer fetalen Hypoxie beruht. Sollte sich dies bestätigen, kann die Geburt beschleunigt und eine schwere Asphyxie vermieden werden.

Notwendiges Instrumentarium

pH-Meter, Kaltlichtquelle, Ethylchlorid-Spray, Antiseptikum, Silikon-Creme, kleiner Magnet und Eisenspäne, um die Probe umrühren zu können, vorbereitetes Set mit Amnioskopen, langen Instrumenten, 2-mm-Klinge, heparinisierten Kapillaren und Tupfern.

Vorgehen

Die Patientin wird in Steinschnittlage gebracht. Desinfektion und Abdecken der Vulva. Einbringen eines geeigneten Amnioskopes durch den Muttermund an die kindliche Kopfhaut. Anbringen der Lichtquelle. Reinigen der Kopfhaut und Applikation der Silikon-Creme. Ein Assistent besprüht dann die Kopfhaut mit Ethylchlorid, um eine Hyperämisierung zu erreichen. Die Kopfhaut wird dann einmal mit der Klinge angeritzt. Das Blut wird blasenfrei in die Kapillare gesogen (10−30 ml). Kompression des Kopfes zur Blutstillung.

Auswertung

- pH > 7,25, Base Excess < 10: normal
- pH 7,20−7,25: grenzwertig, sollte nach 30 min wiederholt werden
- pH < 7,20 oder Base Excess > 10 oder wenn eine Blutprobe nicht zu gewinnen ist: schnellstmöglichste Entbindung

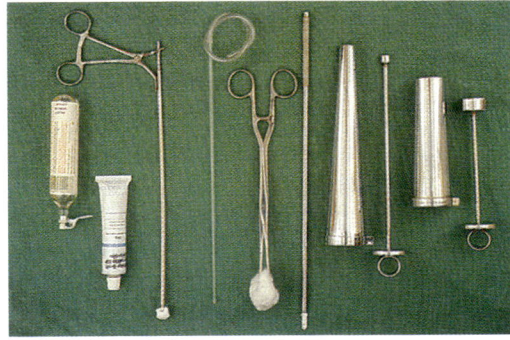

Abb. 151   Instrumentarium zur Fetalblutanalyse

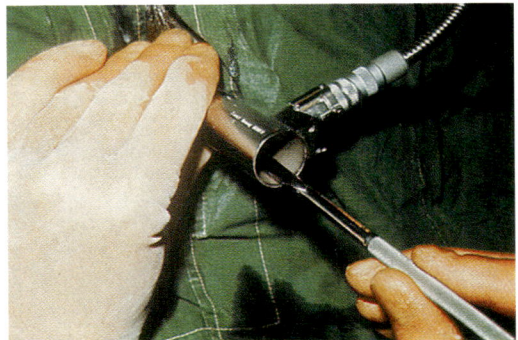

Abb. 152   Anritzen der fetalen Kopfhaut mit der Klinge

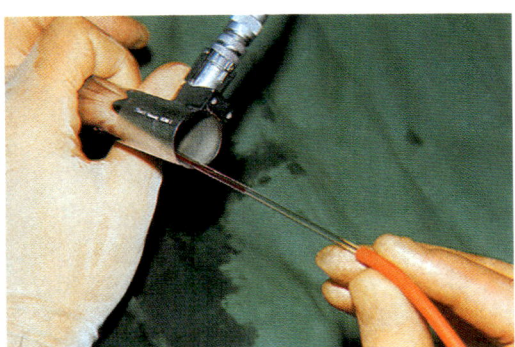

Abb. 152   Ansaugen des kindlichen Blutes

Analgesie unter der Geburt

Die Entscheidung über einen Analgesie unter der Geburt sollte immer der Mutter überlassen werden, auch wenn die Verfügbarkeit der verschiedenen Methoden durchaus variieren kann. Sowohl die Möglichkeit der selbst bestimmten Bewegung wie auch die Verwendung von großen Gymnastikbällen sind vorteilhaft. Auch die Anwesenheit einer Vertrauensperson hat nachgewiesenermaßen einen guten Effekt. Bei risikofreien Geburten ist eine Wannengeburt möglich (Abb. 154). Psychologische Faktoren und Entspannungsübungen können ebenso hilfreich sein wie die präpartale Aufklärung.

Nicht-pharmakologische Methoden

Aromatherapie: neuere Methode, die vor allem von Hebammen angewendet wird.

Transkutane Nervenstimulation (TENS, Abb. 156): meist nur zu Beginn der Wehentätigkeit und bei leichten Wehen anwendbar. Beruht auf der Theorie der Gegenirritation, um bei Schmerzen den primären Reiz zu überdecken.

Pharmakologische Methoden

Opiate: Die intramuskuläre Gabe von Pethidin (50–150 mg) mit oder ohne Antiemetikum ist weit verbreitet. Die Vorteile der Opiate sind die leichte Applikation, der schnelle Wirkungseintritt, die geringe Rate an schweren Nebenwirkungen und die Verfügbarkeit von Antagonisten. Ein weiterer möglicher Ansatz ist die Patienten-kontrollierte Analgesie mittels intravenöser Gabe. Die Nachteile sind unzureichende Schmerzbekämpfung in bis zu 40 % der Fälle und häufiges Erbrechen. Bei Gabe weniger als 2 Stunden vor der Geburt kann eine Atemdepression beim Neugeborenen entstehen, diese ist aber mit Naloxon antagonisierbar.

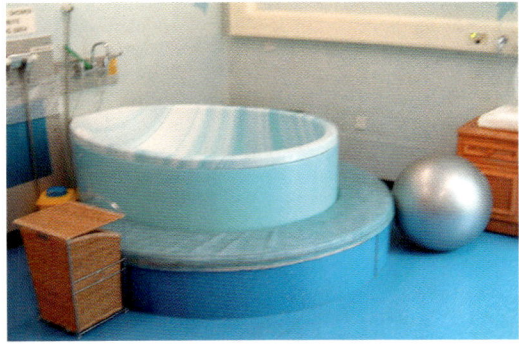

Abb. 154 Gebärwanne

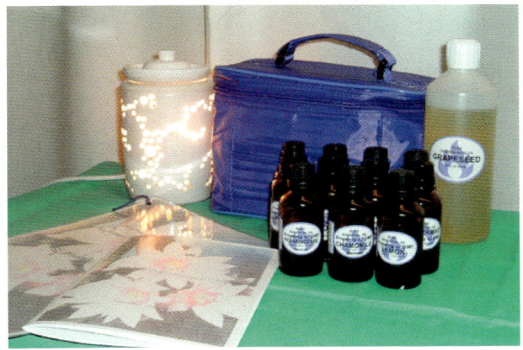

Abb. 155 Aromatherapie

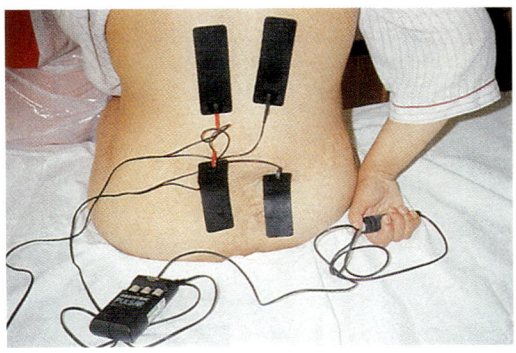

Abb. 156 Transkutane elektrische Nervenstimulation (TENS)

Periduralanästhesie

Effektivste Methode der Analgesie, verlangt allerdings viel Erfahrung bei der Anwendung.

Indika-tionen
Auf Wunsch der Patientin, verlängerte Eröffnungsperiode, Beckenendlage, Mehrlingsschwangerschaft, Frühgeburtlichkeit, Zangenentbindung, Hypertonie, mütterliche Erschöpfung.

Kontraindi-kationen
Fehlende Erfahrung beim Personal, Infektion an der Einstichstelle, Wirbelsäulenanomalien, Gerinnungsstörungen, Hypovolämie, akute Gefährdung des Feten.

Technik
Alle notwendigen Materialen werden in einem Set zusammengepackt vorbereitet (Abb. 158). Die Punktion erfolgt in Linksseitenlage oder bei der sitzenden Patientin. Die Epiduralnadel wird im Intervertebralspalt L3/L4 oder L4/L5 bis zum Verlust des Widerstandes (Abb. 159) vorgeschoben, weil dann der Epiduralraum (extadural) erreicht ist. Danach wird der Katheter über die liegende Nadel vorgeschoben (Abb. 160).
Außen an der Haut wird dann der Katheter, wegen der besseren Erreichbarkeit am Rücken, nach kranial geführt, an der Schulter fixiert (Abb. 161) und mit einem Bakterienfilter versehen. Als meistverwendete Substanz ist Bupivacain, entweder alleine (wiederholte Injektionen oder kontinuierliche Infusion) oder in Kombination mit Opiaten (Fentanyl), zu nennen. Die Dosis wird der Größe der Patientin und der Wirkung des Analgetikums angepasst.
Blutdruck, Atmung und fetale Herzfrequenz (kontinuierlich) werden regelmäßig kontrolliert. Ziel ist es, eine Analgesie im Bereich T10 bis L1 zu erreichen. Die Periduralanästhesie oder auch Spinalanästhesie mit Einzelgabe der Medikamente subarachnoidal/intrathekal sind auch ausreichende Narkoseformen für Eingriffe wie manuelle Plazentalösung oder einen Kaiserschnitt.

Kompli-kationen
* Punktion der Dura (Kopfschmerzen)
* Hohe Spinalanästhesie (Verlust der sensorischen und motorischen Funktionen, Ohnmacht, Hypotonie, Apnoe)
* Hypotonie (durch Kompression der V. cava, reduzierter venöser Rückfluss, vermindertes Herzzeitvolumen und Versacken des Blutes im Splanchnikus-Gebiet)
* Motorische Paralyse
* Harnretention
* Toxische Reaktion
* Selten aseptische Meningitis

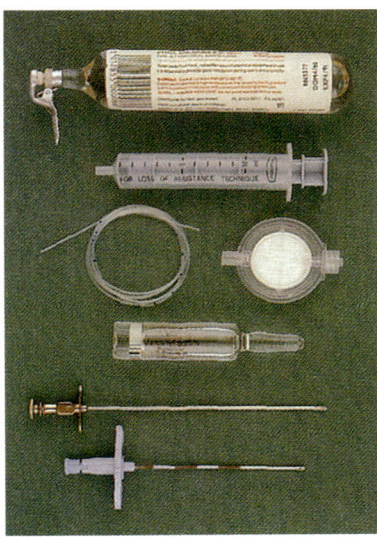

Abb. 158 Materialien für eine Periduralanästhesie

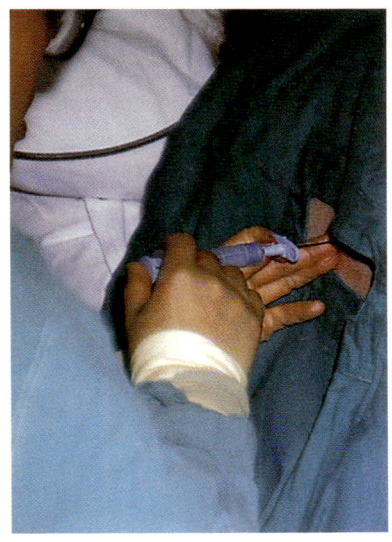

Abb. 159 Periduralanästhesie: Einstechen der Nadel

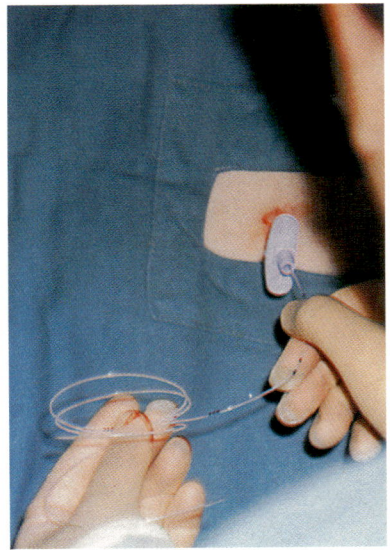

Abb. 160 Periduralanästhesie: Vorschieben des Katheters

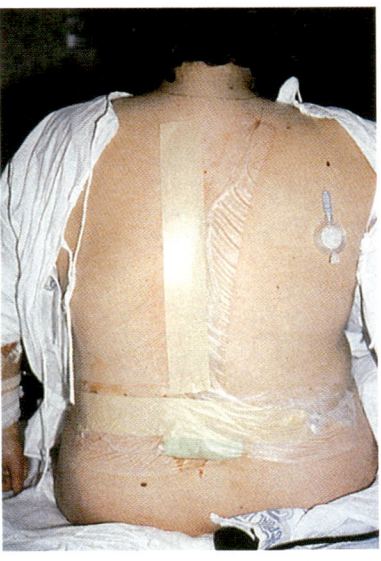

Abb. 161 Periduralanästhesie in situ

17 Episiotomie

Die Entscheidung zur Durchführung einer Episiotomie erfordert erhebliche Erfahrung und Urteilsvermögen. Nicht bei allen Müttern kommt es zwangsläufig zu schweren perinealen Rissverletzungen, und insbesondere bei Mehrgebärenden gehen die meisten Geburten ohne Dammverletzungen einher. Die früher angewandte Richtlinie, bei allen Erstgebärenden eine Episiotomie durchzuführen, auf keinen Fall evidenzbasiert und sollte auch nicht angewandt werden.

Indikationen
Zur Vermeidung eines drohenden Dammrisses, zur Beschleunigung der Geburt während der Pressperiode, wenn Zeichen einer fetalen Hypoxie bestehen, bei den vaginal operativen Entbindungen (um Dammrisse zu vermeiden) und bei Geburt aus Beckenendlage.

Technik
Die Episiotomie (mediolateral) sollte mit einer scharfen Schere zum richtigen Zeitpunkt (zu früh würde zu einem vermeidbaren Blutverlust führen, zu spät zum Dammriss) unter ausreichender lokaler oder regionaler Analgesie (Periduralanästhesie oder Spinalanästhesie) durchgeführt, und baldmöglichst nach der Geburt operativ wieder korrigiert werden. Sollte ein Dammschnitt notwendig werden, wird der Damm vorher mit 10 ml Lidocain infiltriert, auch um eine gewisse Distension (Abb. 162) zu erreichen.
Beim Schneiden wird eine mediolaterale Richtung gewählt (ausgehend von der hinteren Kommissur, dann nach seitlich), weil dadurch das Risiko eines Weiterreißens in den Sphincter ani minimiert werden kann (Abb. 163). Die Episiotomie sollte immer auf dem Höhepunkt einer Wehe erfolgen, wenn der Damm maximal gespannt ist.

Naht
Technik
Die Patientin wird in Steinschnittlage gelegt, der Damm desinfiziert und steril abgedeckt. Die Beleuchtung und die Sichtverhältnisse sollten ausreichend sein. Eine ausreichende Analgesie, als lokale oder Regionalanästhesie, ist notwendig.

Vaginalhaut: Die kraniale, vaginale Ecke des Schnittes muss eindeutig identifiziert werden (Abb. 164). Danach erfolgt eine fortlaufende Naht der Vaginalhaut mit resorbierbarem Nahtmaterial, beginnend direkt oberhalb des kranialen Winkels (Abb. 165). Wichtig ist die korrekte Adaptation der korrespondierenden Stellen der Scheidenhaut. Am ehemaligen Hymenalsaum wird dann die Naht geknotet.

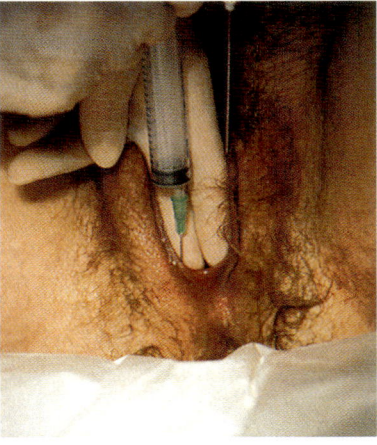

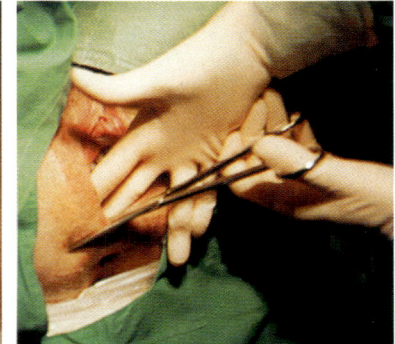

Abb. 163   Schneiden einer rechts-medio-
lateralen Episiotomie

Abb. 162   Infiltration des Dammes mit
Lokalanästhetikum

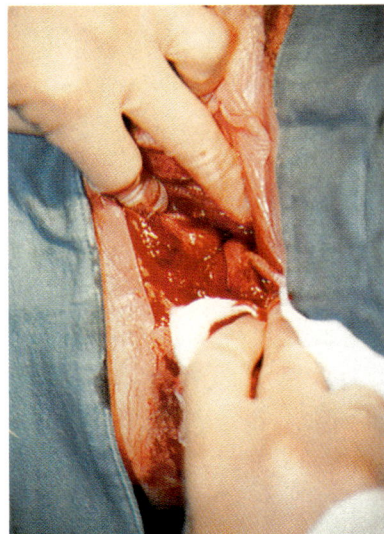

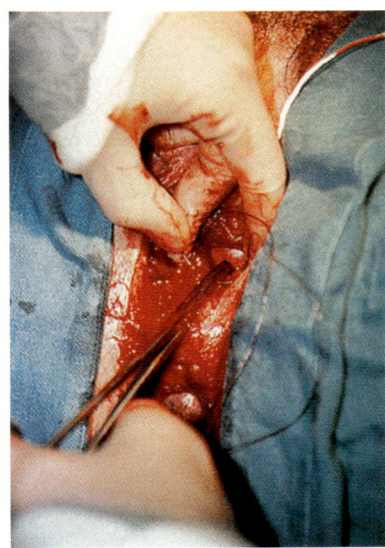

Abb. 164   Darstellen des oberen Winkels
der Episiotomie

Abb. 165   Naht der Scheidenhaut

Dammgewebe: Nach dem Verschluss der Scheidenhaut sollte sich der perineale Defekt etwa als Ellipse darstellen. Die tiefen Schichten werden mit Einzelknöpfen adaptiert, wobei unbedingt darauf zu achten ist, dass keine Verletzung der Rektumschleimhaut erfolgt. Die Nähte sollten rechtwinklig zum Verlauf des Schnittes gesetzt werden.

Dammhaut: Die Haut am Damm sollte mit einem schnell resorbierbaren Faden (z. B. aus Polyglycolsäure) verschlossen werden, wobei sowohl Einzelknopfnähte wie auch eine Intrakutannaht möglich sind (Abb. 167). Nach Beendigung der Naht erfolgt eine vaginale Untersuchung, um keine Tupfer intravaginal zu vergessen und Hämatome oder weitere vorhandene Risse identifizieren zu können (Abb. 168). Abschließend wird rektal untersucht, um sicherzugehen, dass keine Nähte die Rektumschleimhaut verletzt haben (Abb. 169).

Nachbehandlung
Der Mutter sollte unbedingt eine adäquate Analgesie angeboten werden, sowohl systemisch (oral oder rektal) wie auch lokal (Eisbeutel, Kamillesitzbäder). Mögliche Komplikationen sind Nachblutungen, Nahtdehiszenz, Entzündungen und die Ausbildung von Fisteln.

Dammrisse

Vorgehen
Dammrisse 1. Grades (nur Haut) oder 2. Grades (Haut und Dammgewebe) werden wie oben unter Episiotomie beschrieben behandelt. Schwerwiegende Risse können den Sphincter ani betreffen (3. Grades) und/oder die Rektumschleimhaut (4. Grades). Sie werden meist im OP in Vollnarkose oder Regionalanästhesie von einem erfahrenen Geburtshelfer versorgt. Zunächst wird die Rektumschleimhaut mit feinen, resorbierbaren Fäden in Einzelknöpfen adaptiert, wobei die Knoten im Lumen des Rektums zu liegen kommen. Danach werden die Kanten des Sphincter mit nicht-resorbierbarem Faden überlappend aneinander genäht. Die verbleibende Wunde entspricht einem Dammriss 2. Grades und wird entsprechend versorgt. Die Mutter erhält danach eine ballaststoffreiche Diät, Laxanzien und Antibiotika.

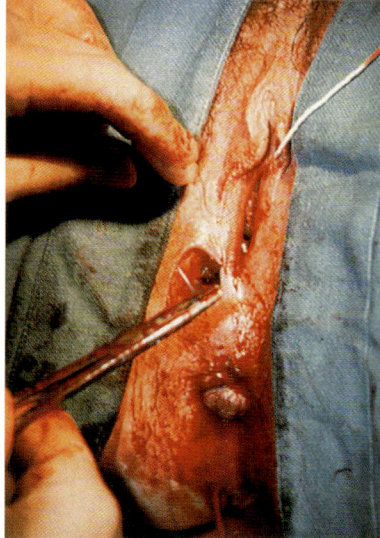

Abb. 166 Naht des Perineums

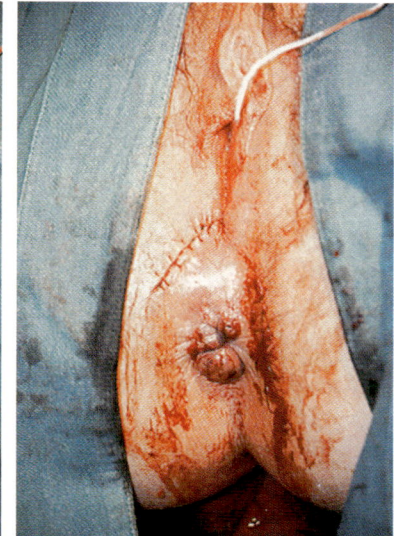

Abb. 167 Hautnaht

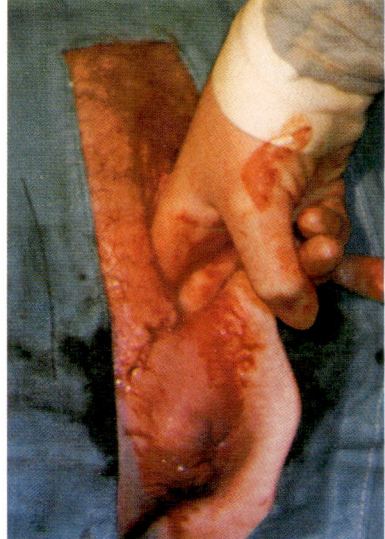

Abb. 168 Vaginale Untersuchung

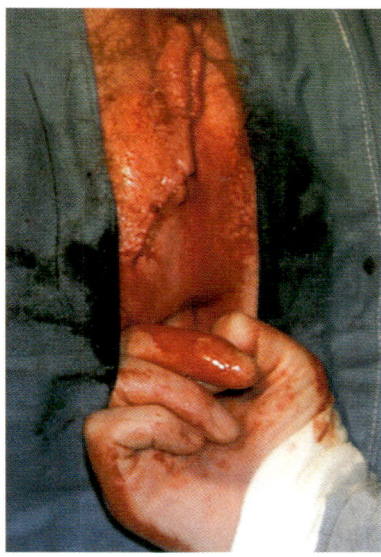

Abb. 169 Rektale Untersuchung

18 Geburtseinleitung

Indika-tionen
Die Entscheidung, eine Schwangerschaft zu beenden, wird dann gefällt, wenn man davon ausgeht, dass das Kind außerhalb des Mutterleibes besser aufgehoben ist als intrauterin oder die Fortführung der Schwangerschaft für die Mutter ein unzumutbares Gesundheitsrisiko darstellt.
Sollte das Risiko einer Wehentätigkeit zu groß sein, muss die Geburt per Kaiserschnitt erfolgen. In anderen Fällen kann die Geburt eingeleitet werden. Mögliche mütterliche Indikationen hierzu sind Hypertonie, Diabetes mellitus und Herzerkrankungen. Gründe von Seiten des Kindes können eine Wachstumsretardierung, Mehrlingsschwangerschaften oder ein vorzeitiger Blasensprung am Termin sein.

Kontrain-dikationen
- *Absolut:* kindliche Quer- oder Schräglage, fetale Hypoxie, unüberwindbare Hindernisse bei der vaginalen Entbindung (z. B. große Myome), eine vorangegangene Kaiserschnittenbindung mit Schnittführung im oberen Uterusbereich oder Z. n. Uterusruptur.
- *Relativ:* höhergradige Mehrlinge, Narben am Uterus nach vorangegangen Eingriffen, Beckenendlage, Frühgeburtlichkeit (vor der 34. Schwangerschaftswoche).

Vorgehen
Bei reifer Zervix kann eine alleinige Amniotomie, z. B. mit einem Häkchen („Amnihook", Abb. 170) ausreichend sein. Oft ist aber nach Amniotomie eine intravenöse Gabe von Oxytocin notwendig.
Bei vielen Geburtseinleitungen wird ein vaginal zu applizierendes Prostaglandin E_2 verwendet, entweder als Scheidentablette oder Gel (Abb. 171). Oft ist eine mehrfache Wiederholung notwendig, bis die Zervix reif genug für eine Amniotomie und den nachfolgenden Oxytocin-Tropf ist. Bei toten oder nicht lebensfähigen Kindern ist auch die Gabe von Prostaglandin E_2 extraamnial über einen endozervikalen Katheter möglich, oder eine Kombination von Antigestagen und Prostaglandin E_2 oral und vaginal.

Kompli-kationen
Iatrogene Frühgeburtlichkeit, Überstimulation (Abb. 172), Infektionen oder unzureichende Weheninduktion. Hohe Dosen Oxytocin können beim Neugeborenen eine Gelbsucht und vermehrte Wasserretention bei Mutter und Kind hervorrufen.

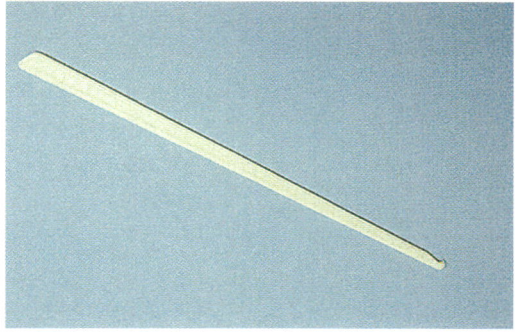

Abb. 170 Amnihook

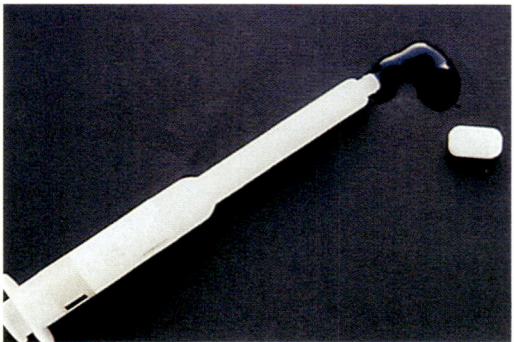

Abb. 171 Prostaglandin-Gel und -Tablette

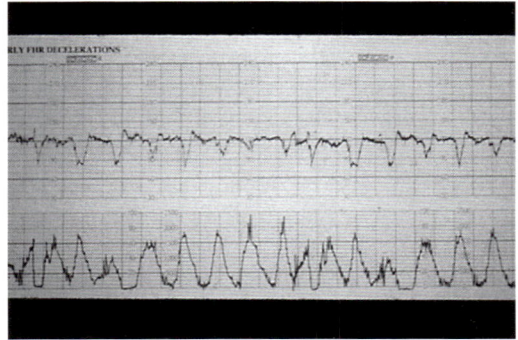

Abb. 172 Uterine Überstimulation (mehr als 5 Wehen in 10 min)

19 Zangengeburt (Forzeps)

Voraus-
setzungen
- Vorhandensein einer entsprechenden Indikation (siehe unten)
- Geeignete Einstellung des Kindes
- Fehlen eines Missverhältnisses
- Kopf bei der abdominalen Palpation nicht mehr zu erreichen
- Muttermund vollständig eröffnet
- Ausreichende Analgesie
- Entleerung der Harnblase
- Ausreichende Wehentätigkeit

Indika-
tionen
- Mütterliche Erkrankung, bei der eine lang dauernde Pressperiode vermieden werden sollte (z. B. Herzerkrankungen, Hypertonie, Lumbalpunktion)
- Vermutete/nachgewiesene fetale Hypoxie in der Austreibungsperiode
- Nabelschnurvorfall in der Austreibungsperiode
- Mangelnder Geburtsfortschritt in der Austreibungsperiode bei mütterlicher Erschöpfung oder hinterer Hinterhauptslage
- Entwicklung des Kopfes bei Beckenendlage

Verschie-
dene
Formen
der Zange
Nicht drehbare: Geeignet für die vordere Hinterhauptslage. Sie besitzen eine Becken- und eine Kopfkrümmung (z. B. Neville-Barnes, Wrigley, Simpson).

Drehbare: Geeignet, um den Kopf aus dem Querstand oder der hinteren Hinterhauptslage in die vordere Hinterhauptslage zu drehen. Besitzen nur eine Kopfkrümmung (z. B. Kjelland-Zange).

Vorgehen
Überprüfung der Untersuchungsergebnisse und Lagerung der Patientin in Steinschnittlage. Desinfektion, Handschuhe anziehen und katheterisieren. Eine ausreichende Analgesie muss vorhanden sein: Regionalanästhesie (z. B. Periduralanästhesie) oder Lokalanästhesie mit 1 % Lidocain (als Pudendusblock und perineale Infiltration). Die Löffel der Zange werden angefeuchtet und neben dem kindlichen Kopf vaginal eingeführt, den linken Löffel dabei zuerst (Abb. 174). Der Zug erfolgt dann während einer Wehe und mit gleichzeitiger Unterstützung durch die Mutter (Abb. 175). Normalerweise wird eine Episiotomie geschnitten und der Kopf, wie bei einer normalen Geburt, mit Dammschutz entwickelt (Abb. 176). Danach werden die Löffel der Zange entfernt.

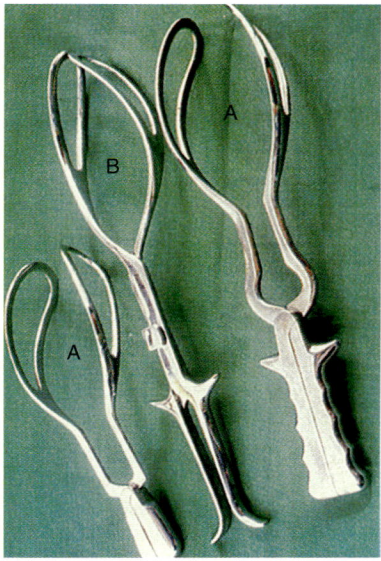

Abb. 173   Verschiedene Zangen

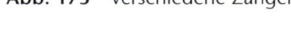

Abb. 174   Anlegen des linken Zangen-löffels

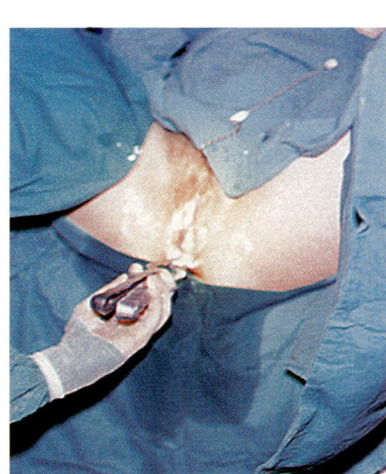

Abb. 175   Traktion mit der Zange

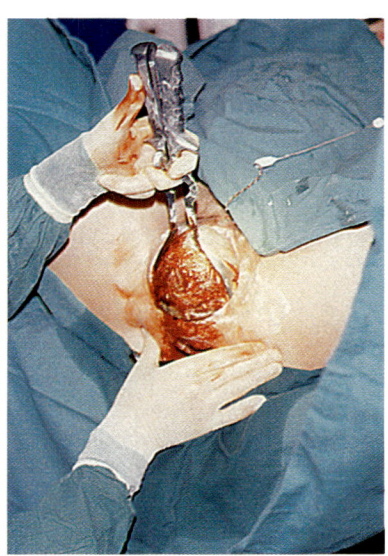

Abb. 176   Entwicklung des Kopfes

20 Vakuumextraktion/Saugglocke

Indika-
tionen
Die gleichen Indikationen wie bei der Zangenentbindung, mit der Aus-
nahme, dass eine Saugglocke bei Beckenendlage nicht angewendet werden
kann. Bei nicht vollständig eröffnetem Muttermund ist die Anwendung
absolet.

Instru-
mente
Edelstahl- oder Kunststoffglocken mit Saugschlauch und manchmal einer
Kette. Der Durchmesser ist unterschiedlich (40 mm, 50 mm und 60 mm).
Normalerweise wird eine Saugpumpe benötigt, obwohl es auch neuere
Geräte gibt, bei denen der Unterdruck mit einer Handpumpe aufgebaut
wird. Es gibt auch spezielle Rotationsglocken mit seitlich anliegenden
Saugärmchen. Diese kommen dann zur Anwendung, wenn die Einstellung
des Kopfes von der vorderen Hinterhauptslage abweicht (Abb. 177).

Vorgehen
Eine passende Glocke wird so nah wie möglich am Flexionspunkt des
Kopfes (meist etwas vor der hinteren kleinen Fontanelle) angelegt und der
Sog mittels elektrischer oder Handpumpe auf zunächst 0,2 kg/m^2 erhöht.
Danach wird überprüft, dass kein vaginales oder zervikales Gewebe in der
Glocke eingeklemmt ist und der Unterdruck schrittweise bis auf 0,8 kg/m^2
gesteigert. Diesen Prozess über mehr als 2 min auszudehnen, bietet keinen
Vorteil. Danach wird der Zug (Abb. 179) wehensynchron und während die
Gebärende mitpresst angewendet. Der Sog wird wieder abgelassen, wenn
der Kopf am Introitus durchschneidet.

Komplika-
tionen
Kopfhautverletzungen und Hämatome der Kopfhaut kommen häufig
vor. Retinale Einblutungen, intrakranielle Blutungen und Nekrosen
der Kopfhaut sind selten. Bei vermuteten fetalen Gerinnungsstörungen
sollte die Saugglocke nicht angewendet werden.

Vorteile
Die Glocke benötigt weniger Analgesie und birgt ein geringeres Risiko
für mütterliche Verletzungen als die Zange. Die Anwendung dauert nur
wenig länger als die Zangengeburt.

Nachteile
Manche führen an, dass die Saugglocke bei Fehlstellungen relativ ineffi-
zient ist. Die Versagerraten sind höher als beim Forzeps. Eine Anwendung
bei Gesichtslage oder bei Beckenendlage zur Entwicklung des nachfolgenden Kopfes ist nicht möglich.

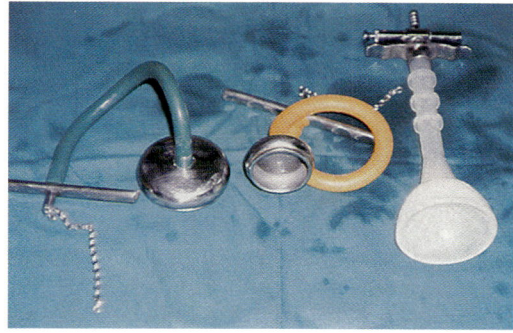

Abb. 177   Verschiedene Formen der Saugglocke

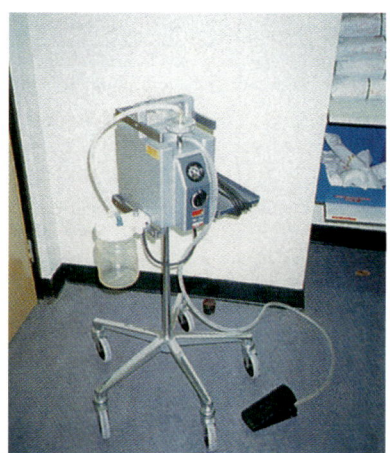

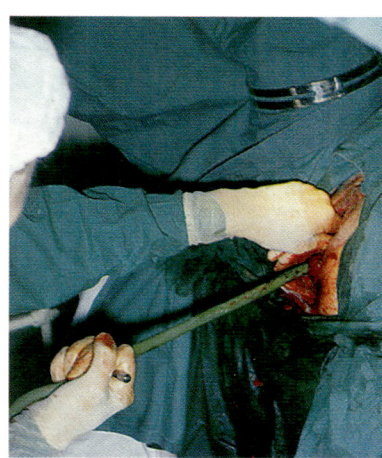

Abb. 178   Elektrische Saugpumpe

Abb. 179   Zug mittels Saugglocke

21 Kaiserschnitt/Sectio caesarea

Inzidenz Variiert sehr in Abhängigkeit von der Bevölkerungsstruktur und der jeweiligen Vorgehensweise im Krankenhaus. Derzeit etwa 20 % in Großbritannien und zwischen 20 und 25 % in den USA. Kann als elektiver (geplanter) Eingriff oder als Notfalloperation durchgeführt werden. Die mütterliche und kindliche Mortalität und Morbidität ist bei Noteingriffen erhöht.

Indikationen *Routine/elektive Sectio:*
- vorangegangener Kaiserschnitt mit gleicher Indikation (z. B. echtes Missverhältnis)
- zwei oder mehr vorangegangene Kaiserschnitte
- Beckenendlage
- Placenta praevia
- variable Kindslage
- mütterliche Erkrankung (z. B. schwere Herzfehler, unbehandeltes Aneurysma, kürzlich erfolgte Retinaablösung)
- auf Wunsch der Mutter (wird allerdings sehr kontrovers diskutiert)
- Zwillinge, wenn das erste Kind nicht in Schädellage liegt, und bei höhergradigen Mehrlingen

Notfallkaiserschnitt:
- vermutete/bewiesene fetale Hypoxie: bei pathologischem CTG, Azidose in der Fetalblutanalyse, Nabelschnurvorfall oder vorzeitige Plazentalösung vor oder während der Eröffnungsperiode
- mechanisches Hindernis (z. B. große Ovarialzyste, Myom)
- verzögerte Eröffnungsperiode bei Wehenschwäche, pathologischer Kindslage oder Einstellung, absolutem Missverhältnis
- Blutung bei Placenta praevia
- Entbindung bei mütterlichen Risiken (z. B. nicht einstellbarer Hypertonus, Eklampsie) wenn eine zügige vaginale Geburt nicht möglich ist (in der Regel bei Frühgeburten)
- Wehentätigkeit bei Patientin mit geplantem Kaiserschnitt aus einem der oben genanten Gründe

Vorgehen Nach Durchführung der Regional- (Spinal-) oder Allgemeinanästhesie wird die Patientin katheterisiert, die Bauchdecke wird desinfiziert (Abb. 180) und mit sterilen Tüchern abgedeckt. Das Abdomen wird entweder mit einem unteren Transversalschnitt oder einer subumbilikalen Längsschnittlaparotomie eröffnet.

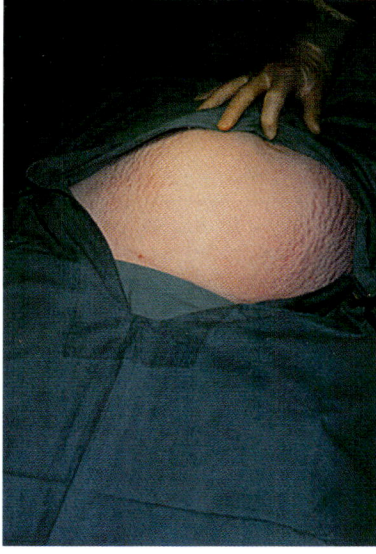

Abb. 180 Vorbereitung

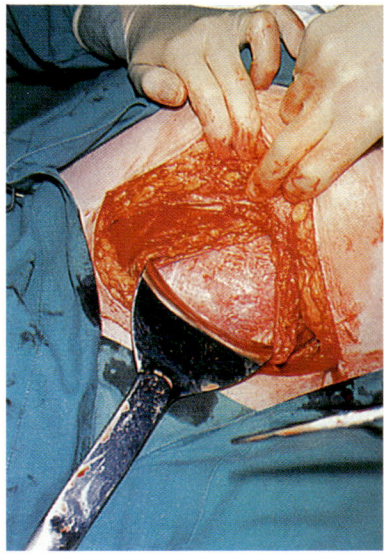

Abb. 182 Freilegen des unteren Uterin-
segmentes

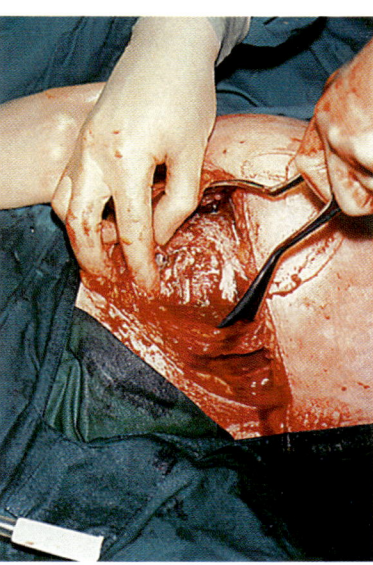

Abb. 181 Hautschnitt

Abb. 183 Entwickeln des Kopfes mit der
Zange

Opera-tionstech-niken	*Unteres Uterinsegment:* häufigster Zugangsweg, der in 99 % der Kaiser-schnitte angewandt wird. Das Peritoneum zwischen Uterus und Harnblase wird zurückgeschoben (Abb. 182), und die Gebärmutter wird mit einem Querschnitt eröffnet. Das Risiko einer Narbenruptur bei folgenden Schwangerschaften ist gering (etwa 0,3 %).

Oberes Uterinsegment: Dieser Zugangsweg wurde viele Jahrhunderte lang gewählt und wird deshalb auch als „klassisch" bezeichnet. Eine vertikale Inzision wird im Fundusbereich gesetzt. Einhergehend mit höherem Blutverlust, einem höheren Risiko einer Uterusruptur bei nachfolgenden Entbindungen (4–9 %) und einer erhöhten Rate an Darmverwachsungen und Ileus.

Indikationen für die klassische Sectio sind:
* Querlage, die nicht kurzfristig in eine Längslage gedreht werden kann (z. B. bei Armvorfall)
* Fehlbildungen des Uterus (z. B. Myome im unteren Uterinsegment)
* bei bestimmten Fällen der Placenta praevia
* Geburt von Frühgeburten (insbesondere bei Oligohydramnion), ein ungenügend ausgezogenes unteres Uterinsegment kann die Entwicklung des Kindes erschweren und bei uterinem Querschnitt zu Verletzungen führen
* dichte Verwachsungen, die den Zugang zum Uterus in diesem Bereich unmöglich machen

Vorgehen	Der Kopf wird entweder mit der Hand oder unter Zuhilfenahme der Zange entwickelt (Abb. 183, 184). Danach erhält die Mutter ein Kontraktionsmittel intravenös und die Plazenta wird durch Zug an der Nabelschnur entfernt (Abb. 185). Die Uterotomie wird zweischichtig mit resorbierbarem Nahtmaterial durch fortlaufende Nähte verschlossen (Abb. 186). Der Verschluss der Bauchdecke erfolgt dann schichtweise (Abb. 187). Sowohl zum Verschluss des Uterus wie zu dem der Bauchdecke gibt es eine Reihe von Varianten. Postoperativ sollte auf ausreichende Analgesie geachtet werden, ebenso wie auf entsprechende Physiotherapie, Mobilisation und Unterstützung beim Stillen.

Komplika-tionen	Blutung, Infektionen (z. B. Wunde, Harnwegsinfekte), Thromboembolien, Verletzungen des Darmes, paralytischer Ileus, Infertilität und eine erhöhte Rate an weiteren Kaiserschnitten sowie Placenta praevia stellen die häufigsten Komplikationen dar.

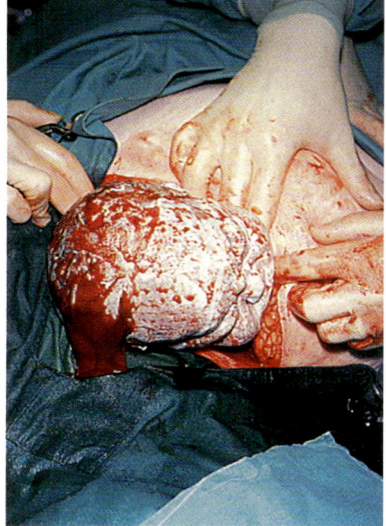

Abb. 184 Geburt des Kopfes

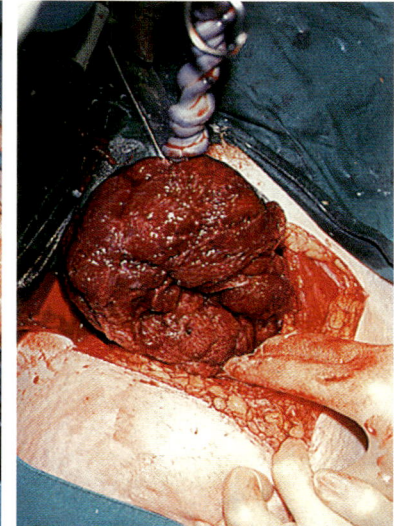

Abb. 185 Entwicklung der Plazenta

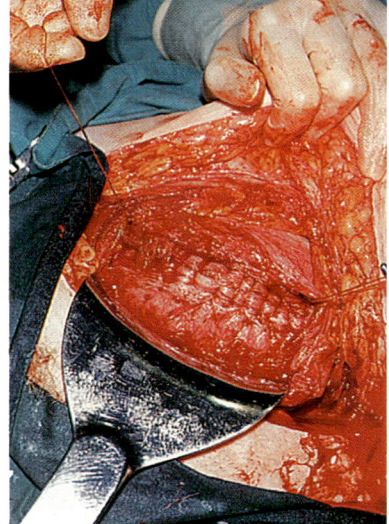

Abb. 186 Uterusnaht

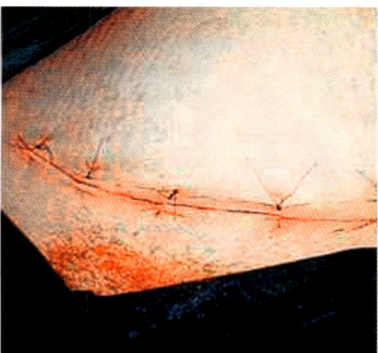

Abb. 187 Hautnaht

22 Zwillinge

Inzidenz Das spontane (natürliche) Auftreten von Zwillingen ist bei etwa 1 von 80 Schwangerschaften zu beobachten. Spontane Mehrlinge sind sehr viel seltener: Drillinge 1 : 8000, Vierlinge 1 : 80 000. Die Anwendung der modernen reproduktionsmedizinischen Verfahren (z. B. Gabe von Clomiphen oder In-vitro-Fertilisation) hat allerdings zu einer deutlichen Erhöhung dieser Zahlen geführt.

Typen *Monochoriale (eineiige) Zwillinge:* Folge der Befruchtung einer Eizelle, die sich dann im frühen Stadium in zwei Embryonen aufteilt. Selten mit einer Fruchtblase (monoamnial, ca. 1 %) und extrem selten mit Fehlbildungen (Abb. 188). Keine familiäre Häufung, auch nicht bei bestimmten Rassen. Im Ultraschall findet sich am Ende des ersten Trimesters eine dünne Trennmembran, die T-förmig zur Gebärmutterwand zieht (T-Zeichen, Abb. 189).

Bichoriale (zweieiige) Zwillinge: Folge der Befruchtung mehrerer Eizellen. Erhebliche familiäre und rassische Prädisposition (z. B. bei Nigerianern). Zunahme der Häufigkeit mit mütterlichem Alter, Parität, Körpergröße und Übergewicht. Das Verhältnis eineiig zu zweieiig ist 1 : 4. Charakteristisch ist im Ultraschall am Ende des ersten Trimesters eine dickere Membran, die die Uteruswand V-förmig erreicht (Lambda-Zeichen, Abb. 190).

Diagnose Zwillinge werden heute meist bei der ersten Ultraschalluntersuchung entdeckt. Gelegentlich imponiert eine Mehrlingsschwangerschaft auch als „large for date" oder durch eine Hyperemesis, erhöhte α-Fetoprotein-Spiegel im Serum oder das frühe Auftreten einer Hypertonie oder einer Präeklampsie. Die klinische Diagnose wird durch die Palpation von mehr als zwei Polen oder den Nachweis von 2 fetalen Herzen gestellt.

Allgemeine Komplika-tionen Bis auf die Übertragung treten alle Schwangerschaftskomplikationen vermehrt auf, insbesondere vorzeitige Wehen, Präeklampsie und fetale Wachstumsretardierung, die für ca. 10 % der perinatalen Todesfälle verantwortlich ist. Monochoriale Zwillinge haben eine deutlich erhöhte perinatale Mortalität, da bei ihnen ein fetofetales Transfusionssyndrom vorkommen kann.

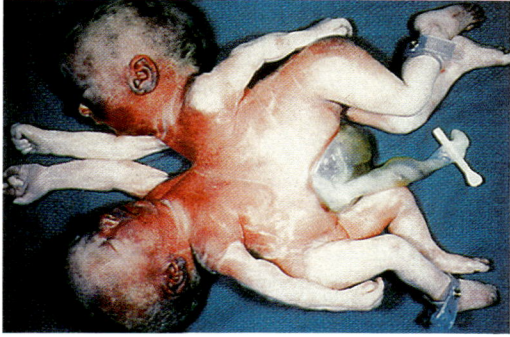

Abb. 188   Doppelfehlbildung

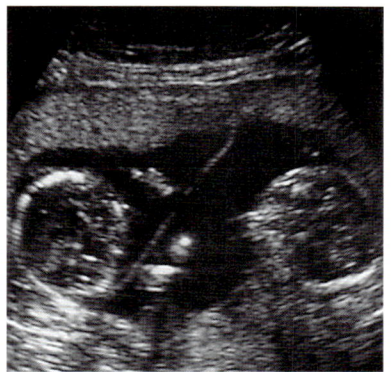

Abb. 189   T-Zeichen bei monochorialen Zwillingen

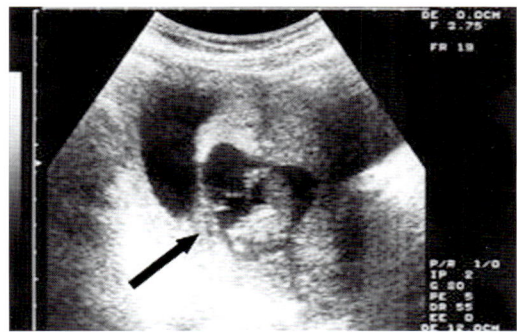

Abb. 190   Lambda-Zeichen bei bichorialen Zwillingen

Spezielle Komplika-tionen	*Fetofetales Transfusionssyndrom:* tritt nur bei monochorialen Zwillingsschwangerschaften auf. Durch Gefäßanastomosen in der gemeinsamen Plazenta kommt es zu einer ungleichen Verteilung des Blutes. Der „Donor" ist anämisch und wachstumsretardiert, mit Oligohydramnion. Der „Acceptor" zeigt eine Polyglobulie/Polyzythämie, ein verstärktes Wachstum sowie ein Polyhydramnion. Bei Geburt sind die Unterschiede offensichtlich (Abb. 191). Ohne Therapie sind Frühgeburtlichkeit und perinatale Mortalität extrem hoch. Die Behandlung besteht in einer Laser-Koagulation der Anastomosen in der Plazenta.
	Monoamniale Zwillinge: Etwa 1% der Zwillinge. Komplikationen sind Nabelschnurverwicklungen (Abb. 191) und Zwillingskollisionen bei der Geburt.
Vorgeburt-liches Vorgehen	Zusätzlich zu den Routine Untersuchungen:

- orale Gabe von Eisen und Folsäure
- häufigere pränatale Untersuchungen
- ausführlicher Ultraschall in der 20. Schwangerschaftswoche (höhere Rate an Fehlbildungen, Abb. 193)
- danach monatliche Wachstumskontrollen (noch häufiger bei Größendiskrepanz der Kinder)
- besonderes Augenmerk sollte auf die Frühgeburtlichkeit gerichtet werden (etwa 10% der Geburten erfolgen vor der 28. Woche, 30% vor der 37. Woche)

Viele favorisieren die engmaschige Überwachung monochorialer Zwillinge ab der 18. Woche. Eine Geburtseinleitung in der 38.–40. Schwangerschaftswoche wird meist empfohlen, wenn keine spontanen Wehen eingesetzt haben.

Ent-bindungs-modus	Befinden sich beide Kinder in Schädellage, wird von den meisten Geburtshelfern eine vaginale Geburt empfohlen. Ein Kaiserschnitt ist anzuraten, wenn das erste Kind sich nicht in Schädellage befindet, oder bei Problemen eines der beiden Kinder.
Wehen und Geburt	Die Herztöne beider Kinder müssen engmaschig überwacht werden. Als bevorzugte Analgesie ist eine Periduralanästhesie zu empfehlen. Die Geburt des ersten Kindes entspricht der bei einem Einling. Eine Verzögerung bis zur Geburt des zweiten Kindes erhöht die Gefahr einer Hypoxie. Eine Oxytocin-Infusion sollte vorbereitet werden, da nach der Geburt des ersten Kindes häufig eine Wehenpause eintritt. Die Lage des zweiten Zwillings wird durch abdominale Palpation festgestellt. Bei Querlage erfolgt entweder eine äußere Wendung oder das Fassen und Herunterziehen eines Fußes. Bei der nächsten Wehe wird die Mutter aufgefordert, aktiv mitzupressen, und die Fruchtblase eröffnet. Die Geburt des zweiten Kindes kann spontan oder mit entsprechender Hilfe erfolgen. Zwei Pädiater und zwei Reanimationseinheiten zur Versorgung der Kinder sollten bereitstehen. Das Risiko der primären atonen Nachblutung ist deutlich erhöht.

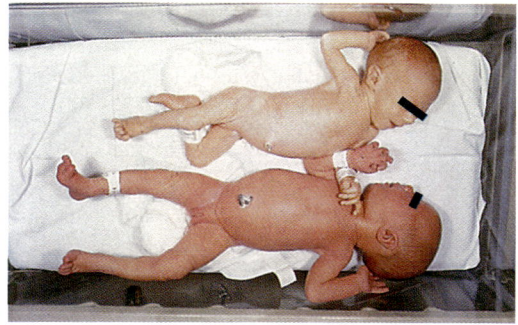

Abb. 191 Fetofetales Transfusionssyndrom

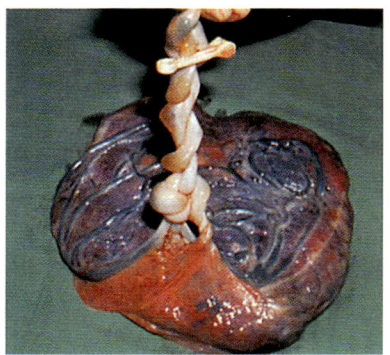

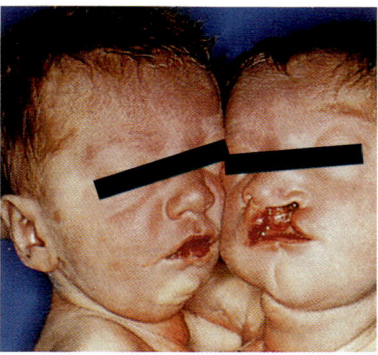

Abb. 192 Nabelschnurumschlingung bei monoamnialen Zwillingen

Abb. 193 Risiko angeborener Fehlbildungen

23 Beckenendlage

Inzidenz   Sinkt mit Fortschreiten der Schwangerschaft: 25 % in der 30. Woche, 3 % in der 40. Woche.

Ätiologie   • Uterusfehlbildungen (z. B. Myome, Uterus bicornis)
    • Kindliche Fehlbildungen (z. B. Hydrozephalus, Anenzephalus)
    • Mehrlingsschwangerschaften
    • Placenta praevia

In den meisten Fällen lässt sich allerdings keine Ursache feststellen.

Vorgehen   Die Beckenendlage sollte durch Ultraschall bestätigt, und mögliche Ursachen (s. o.) sollten ausgeschlossen werden. Weitere Möglichkeiten sind:
    • *Äußere Wendung:* sollte bei ansonsten unkompliziertem Schwangerschaftsverlauf angestrebt werden. Der Fetus wird durch Handbewegungen auf den Bauchdecken unter Tokolyse in Schädellage gedreht. Erfolgsrate 40 – 60 %.
    • *Geplante Kaiserschnittentbindung:* sollte empfohlen werden, wenn die äußere Wendung erfolglos war. Hierbei besteht die geringste Gefährdung für den Feten.
    • *Vaginale Beckenendlagengeburt:* geht mit einer höheren perinatalen Morbidität und Mortalität einher, insbesondere bei Makrosomie, Erstpara oder Fußlage. Bei mangelndem Geburtsfortschritt oder fetaler Hypoxie sollte zügig ein Notfallkaiserschnitt erfolgen.

Vaginale Beckenendlagengeburt   Eine kontinuierliche Überwachung der kindlichen Herztöne ist unabdingbar. Bei mangelndem Geburtsfortschritt oder pathologischem CTG wird auf einen Kaiserschnitt ausgewichen, auch noch in der Austreibungsperiode. Eine Periduralanästhesie vermeidet ein zu frühes Mitpressen der Mutter und erlaubt ggf. notwendig werdende Hilfsmaßnahmen. Die Patientin sollte zum Mitpressen angehalten werden, wenn Steiß oder Füße (Abb. 194) zu sehen sind, zu diesem Zeitpunkt wird auch eine ausreichend große Episiotomie geschnitten. Bis zur Geburt des Nabels sollte die Geburt alleine durch die Mutter erfolgen. Bei ausgestreckten Beinen kann die Entwicklung durch Abduktion und Beugung in den Knien erleichtert werden (Abb. 195). Die Arme liegen in der Regel gekreuzt über der Brust, und normalerweise genügt die Wehenkraft der Mutter um die Schultern zu gebären. Bei hochgeschlagenen Armen kann ein Finger vom Rücken des Kindes her kommend die Arme meist lösen (Abb. 196). Dann wird der Fetus entweder einfach hängen gelassen oder reitet auf dem Unterarm des Geburtshelfers, bis der Haaransatz sichtbar ist. Die Geburt des Kopfes kann dann entweder durch das Manöver nach Veit-Smellie oder durch Zangenentwicklung erfolgen, nachdem ein Helfer die Beine angehoben hat (Abb. 197).

Komplikationen   Werden in Kapitel 24 beschrieben.

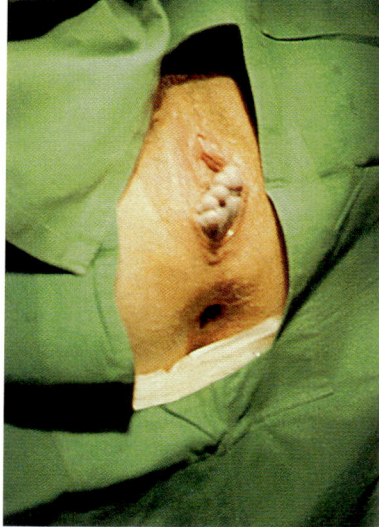

Abb. 194 Füße im Introitus sichtbar

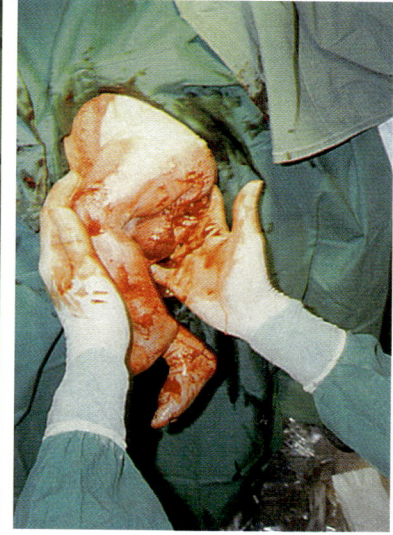

Abb. 195 Entwicklung der Beine

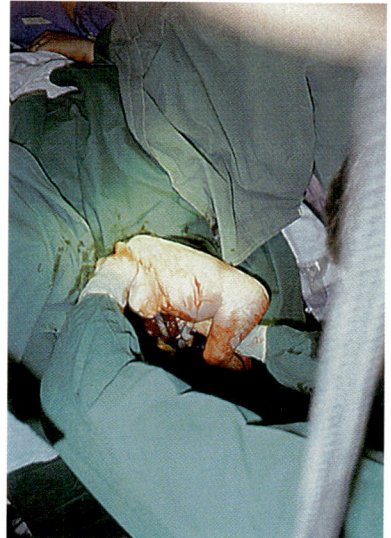

Abb. 196 Lösen der Arme

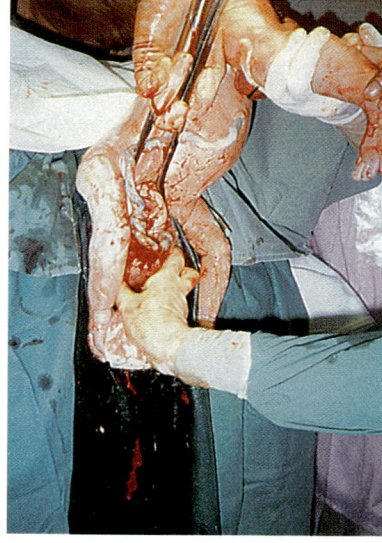

Abb. 197 Geburt des Kopfes mit Hilfe der Zange

24 Kindliche Geburtstraumata

Kephalhämatom

Definition Fluktuierender Tumor unter dem Periost der Schädelknochen (meist parietal) und ohne Überschreitung der Schädelnähte (Abb. 198). Kann Mitursache von Anämie oder Neugeborenenikterus sein, wird aber in der Regel in mehreren Wochen von selbst resorbiert.

Inzidenz 0,5–2,5 % der vaginalen Geburten.

Ätiologie Kann auch nach Spontangeburten auftreten, öfters allerdings nach Zangen- oder Saugglockengeburten (3 %).

Lähmung des N. facialis

Zeigt sich als deutliche Asymmetrie des Gesichtes beim Schreien (Abb. 199). Die meisten Lähmungen verschwinden innerhalb weniger Tage.

Inzidenz Etwa 0,25 % aller Geburten.

Ätiologie Kompression des N. facialis distal des Foramen stylomastoideum während der Wehen oder Geburt. Häufiger nach Forzeps-Entbindungen, kann aber auch bei Spontangeburten auftreten bei entsprechender Kompression durch mütterliche Knochen oder die fetale Schulter.

Vorgehen Das Auge mit mangelndem Lidschluss (Schädigung des motorischen Neurons) sollte geschützt werden.

Verletzungen nach vaginal-operativer Entbindung

Saugglocke

Eine Ekchymose der Kopfhaut sowie ein Caput succedaneum (Ödem) sind bei Vakuumentbindungen immer zu sehen. Verletzungen der Kopfhaut (8 %) kommen bei Metallglocken öfters vor, wenn die Anwendungszeit 15 min übersteigt (Abb. 200). Die Heilungsdauer ist deutlich verlängert, Nekrosen können auftreten. Das Ansaugen von Hirngewebe durch offene Fontanellen wurde ebenfalls berichtet.

Zange

Druckstellen im Gesicht sind öfter zu sehen (Abb. 201), Hautverletzungen seltener. Schädelfrakturen sind zwar seltene, aber sehr schwerwiegende Komplikationen

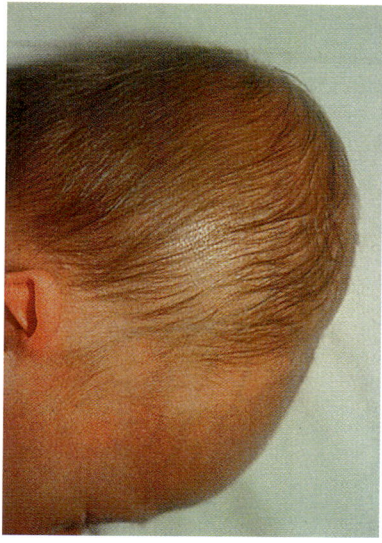

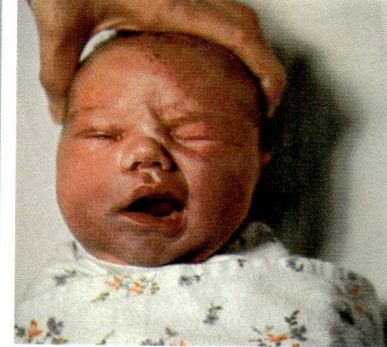

Abb. 199 Fazialisparese

Abb. 198 Kephalhämatom

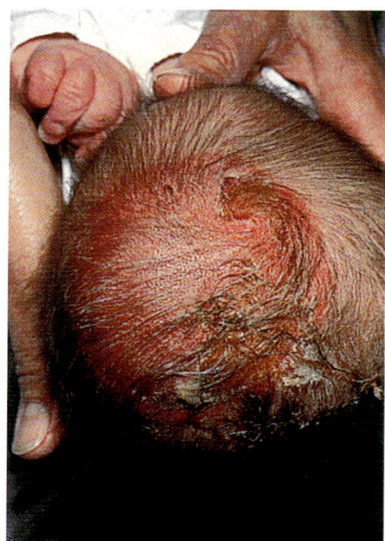

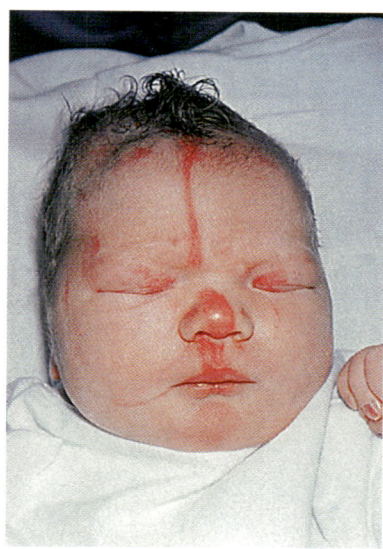

Abb. 200 Hautverletzungen nach
Vakuumextraktion

Abb. 201 Zangenmarken

Verletzungen bei vaginaler Beckenendlagengeburt

Die vaginale Geburt bei Beckenendlage geht mit einem erhöhten Risiko typischer Verletzungen einher, wie Abschürfungen an den Genitalien, Rückenmarksverletzungen, periphere Nervenlähmungen, Knochenbrüche und intrakranielle Blutungen. Verletzungen der Leber (Abb. 202) oder der Milz können durch die Beschränkung auf minimale Manipulationen am Steiß vermieden werden.

Verletzungen des Plexus brachialis

Formen *Erb-Lähmung:* Inzidenz etwa 97 %. Zerrung, Quetschung oder Abriss der Nervenwurzeln C5 und C6 führen zu einer Innenrotation des Armes mit Extension und Adduktion der Hand (Abb. 90). Selten in Kombination mit einer Lähmung des N. phrenicus.

Klumpke-Lähmung: Inzidenz 3 %, Läsion der Nervenwurzeln C8 und Th1. Schwäche der Hand, selten mit Horner-Syndrom.

Ätiologie Zug am Plexus brachialis während der Geburt. Öfter bei Schulterdystokie und vaginaler Beckenendlagengeburt zu sehen.

Prognose 80 % Komplettremission nach 3–6 Monaten. Selten schwere andauernde Lähmung mit funktionslosem, verkürztem Arm.

Tentoriumabriss

Ätiologie Eine fetale Hypoxie führt zum Hirnödem und Steifwerden der Hirnhäute, die dadurch anfälliger für mechanische Belastungen werden (Abb. 203). Extreme Verformungen des Kopfes, Frühgeburtlichkeit, Beckenendlage und vaginal-operative Entbindungen sind weitere Risikofaktoren.

Klinisches Erschei-nungsbild Das Neugeborene ist in der Regel schlaff, blass und kaum zu reanimieren. Überlebende haben eine hohe Inzidenz neurologischer Folgeerkrankungen.

Andere Verletzungen

Subkonjunktivale Einblutungen, Wunden oder Infektionen an der Stelle der Kopfschwartenelektrode (Abb. 204) oder Hautverletzungen bei Kaiserschnitten (Abb. 205) sind meist vermeidbar.

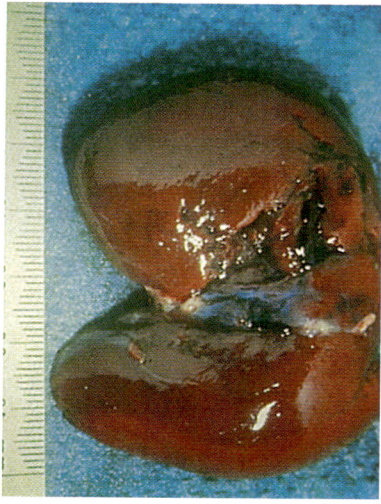

Abb. 202   Leberruptur

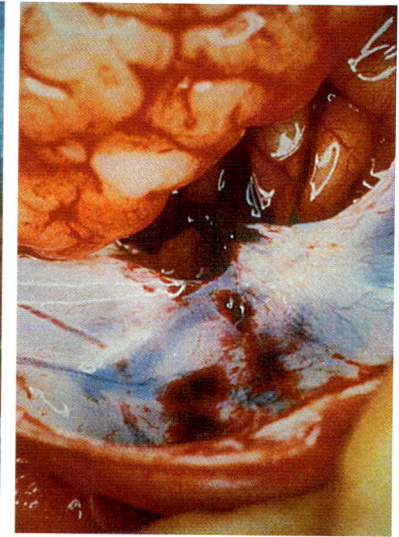

Abb. 203   Tentoriumabriss

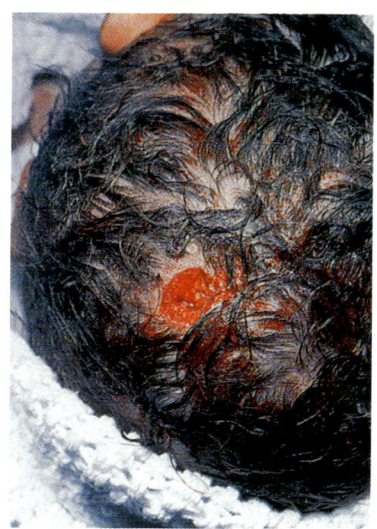

Abb. 204   Hautverletzung bei Skalpell-
ektrode

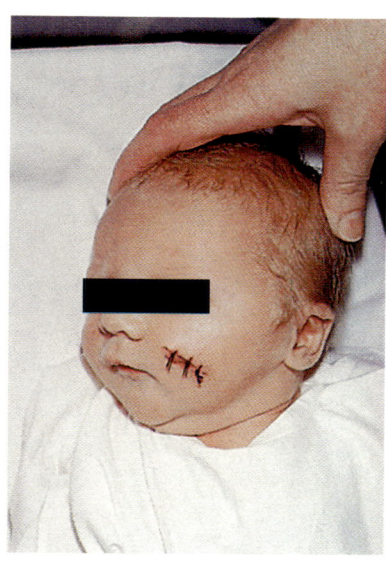

Abb. 205   Hautverletzung im Gesicht bei
Kaiserschnitt

25 Wochenbett

Definition Zeitraum nach der Geburt bis zum Wiedererreichen des normalen körperlichen Zustandes wie vor der Schwangerschaft. Die Definitionen sind je nach Land recht unterschiedlich, meist werden 6 Wochen angenommen, obwohl die meisten körperlichen Veränderungen sich bereits nach 2 Wochen komplett zurückgebildet haben. In Deutschland ist es die Regel, dass die Frauen täglich über 10 Tage von einer Hebamme besucht werden, um Blutdruck, Temperatur, Wunden, Wochenfluss, Brust und die Rückbildung der Gebärmutter routinemäßig zu kontrollieren (Abb. 206). Die Hebamme kontrolliert auch das Wohlergehen des Kindes und gibt Hilfestellung beim Stillen.

Komplikationen *Puerperalsepsis (Kindsbettfieber):* definiert als eine Körpertemperatur von 38 °C oder darüber innerhalb von 14 Tagen nach der Geburt.
Die häufigsten Ursachen sind:
- Entzündungen der Brust
- Harnwegsinfekte
- Wundinfektionen (nach Kaiserschnitt)
- Thrombophlebitis (Unterschenkel)
- Thromboembolien
- Entzündungen im kleinen Becken (mit oder ohne zurückgebliebene Plazentareste)

Probleme am Damm: Schmerzen im Dammbereich sind nach vaginalen Geburten sehr häufig und resultieren aus Abschürfungen (Abb. 207), Ödemen (Abb. 208) und möglichen Infektionen. Ausreichende Analgesie, häufige Sitzbäder und ggf. das Entfernen zu fest geknoteter Fäden bringt eine Erleichterung.

Vaginale Komplikationen: Scheidenhämatome (Abb. 209) sind eher selten. Sie machen sich durch zunehmende starke Schmerzen vaginal oder rektal meist innerhalb der ersten 6 Stunden nach der Geburt bemerkbar. Oft folgt auf Opiatgabe keine Besserung, die Hämatome sind bei der vaginalen oder rektalen Untersuchung tastbar. Die Behandlung erfolgt operativ mit Ausräumung des Hämatoms, Blutstillung und erneuter Scheiden- und Dammnaht. Der Blutverlust kann bei der Patientin zur Anämie führen. Kleinere Hämatome können meist symptomatisch behandelt werden.

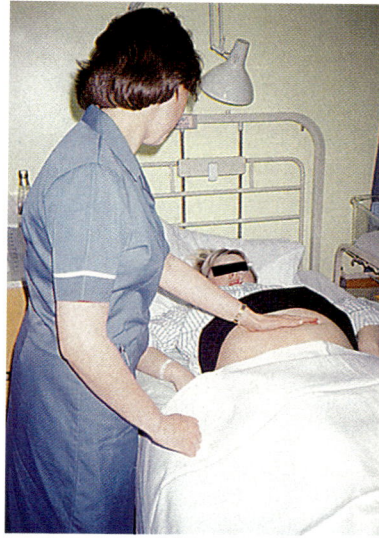

Abb. 206 Postpartale Untersuchung

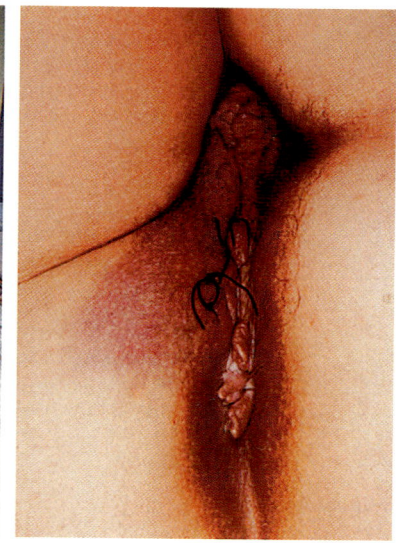

Abb. 207 Abschürfung am Damm

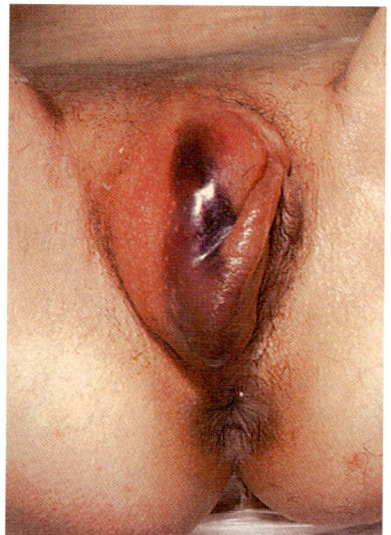

Abb. 208 Perineales Ödem

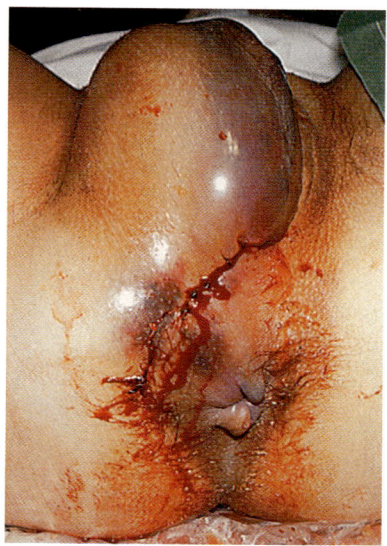

Abb. 209 Vulvo-vaginales Hämatom

Andere Komplikationen:

- Hämorrhoiden können oft unter der Geburt prolabieren und thrombosieren, was zu Schmerzen und Juckreiz führt (Abb. 210).
- Subkonjuntivale Hämatome (Abb. 211) treten bei starkem Pressen der Mutter während der Wehen auf. Sie sind asymptomatisch und heilen von selbst ab.
- Wundinfektionen oder Hämatome (Abb. 212) sind bei 10% der Kaiserschnitte zu beobachten. Sie verlangsamen den Heilungsprozess und können bei Längslaparotomien zur Nahtdehiszenz führen (selten bei querer Inzision). Auch Pneumonien, Thromboembolien, Ileus, Harnwegsinfekte und Anämie kommen häufiger vor als nach vaginalen Geburten.
- Eine Entzündung der Gebärmutter (Endometritis) findet sich eher an der alten Haftstelle der Plazenta und äußerst sich klinisch durch Fieber, Bauchschmerzen und durch eine verstärkte vaginale Blutung. Die Therapie besteht in der Gabe von Antibiotika und Analgetika.
- Tiefe Beinvenenthrombosen und Lungenembolien sind nach Kaiserschnitten häufiger. Die Lungenembolie stellt die häufigste Ursache mütterlicher Todesfälle dar.

Stillprobleme

Der Milcheinschuss erfolg meist am 2.–4. Tag. Eine Mastitis (Abb. 213) ist relativ häufig und beginnt mit Rötung und Verhärtung der Brust. Bei weiterem Fortschreiten kommen Ödem, Fieber und allgemeines Krankheitsgefühl dazu.

Ätiologie   Staphylokokken oder Streptokokken, meist vom Kind während des Anlegens übertragen, insbesondere bei Rhagaden der Mamille in Kombination mit einem Milchstau, führen zur Mastitis.

Vorgehen   Antibiotika (Flucloxacillin), Analgesie und regelmäßige Entleerung der Brust (eine Infektion stellt beim gesunden Neugeborenen keine Kontraindikation für das Stillen dar). Bei unzureichender Therapie kann es zum Abszess kommen, der dann eine operative Intervention erfordert.

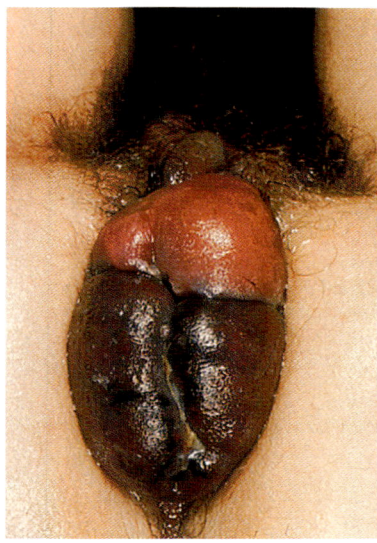

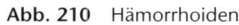

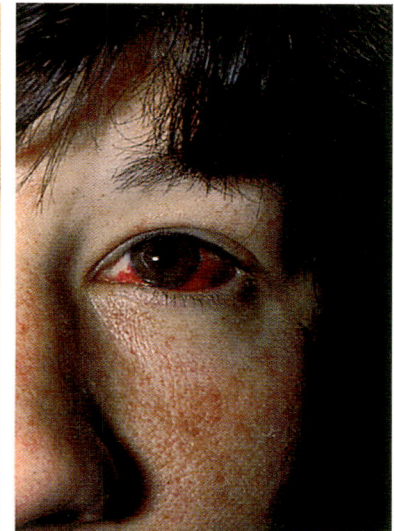

Abb. 210   Hämorrhoiden

Abb. 211   Subkonjunktivale Einblutung

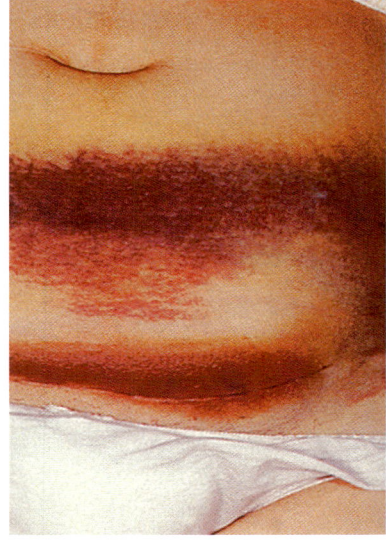

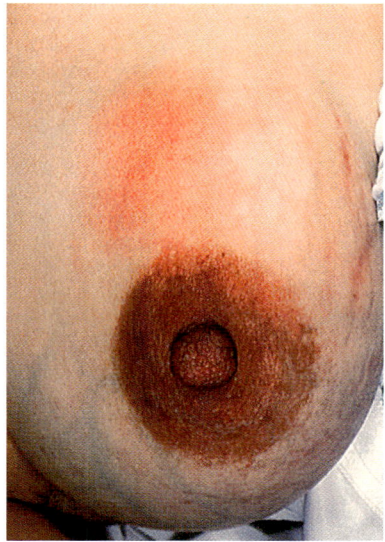

Abb. 212   Hämatom und Abschürfung der Wurde

Abb. 213   Mastitis

26 Kontrazeption nach der Schwangerschaft

Nach der Geburt kann die sexuelle Aktivität dann wieder aufgenommen werden, wenn dies ohne Schwierigkeiten möglich ist. Dies kann mehrere Wochen dauern, insbesondere wenn eine Dammverletzung oder ein Dammschnitt erfolgt ist. Die meisten schwangerschaftsbedingten körperlichen Veränderungen haben sich nach 2–4 Wochen zurückgebildet. Die endokrine Umstellung dauert allerdings länger und die normale Fertilität stellt sich insbesondere beim Stillen erst nach Monaten wieder ein. Nicht-stillende Frauen können bereits 4 Wochen nach der Geburt den ersten Eisprung und einen normalen Zyklus haben, im Mittel nach 58 Tagen. Allerdings ist Stillen alleine keine zu empfehlende kontrazeptive Maßnahme.

Hormonelle Methoden

Einige typische Beispiele finden sich in Abb. 214. Kombinationspräparate sollten stillenden Frauen allerdings nicht empfohlen werden, da die Östrogene die Laktation hemmen können. Bei Nicht-Stillenden wird der früheste Beginn der oralen Kontrazeption mit 3 Wochen postpartal angegeben, da im Wochenbett ein erhöhtes Thromboserisiko besteht. Selbstverständlich müssen auch die üblichen Kontraindikationen für Kombinationspräparate (Thromboembolie in der Anamnese, zerebrovaskulärer Insult, Lebererkrankungen) beachtet werden. Gestagen-Präparate (Minipille, Gestagen-Implantate) zeigen keine Auswirkung auf die Laktation und können sofort postpartal begonnen werden. Allerdings können azyklische Blutungen auftreten, was im Wochenbett oft als störend empfunden wird.

Intrauterine Spirale (IUP)

Die Einlage kann jederzeit im Wochenbett erfolgen (Abb. 215, 216). Allerdings sind bei früher Einlage die spontanen Ausstoßungen häufiger, so dass meist bis zur 6. Woche gewartet wird. Die Gestagen-Spirale (Mirena®) hat eine sehr geringe Versagerquote (verglichen mit der „Pille"), führt aber oft in den ersten 3 bis 6 Monaten zu irregulären Blutungen. Die eher konventionellen Kupferspiralen können zur Menorrhagie und Dysmenorrhö führen und zeigen eine etwas erhöhte Rate an Adnexitiden. Bei Versagen der Spirale kann es zu Eileiterschwangerschaften oder frühen Aborten kommen.

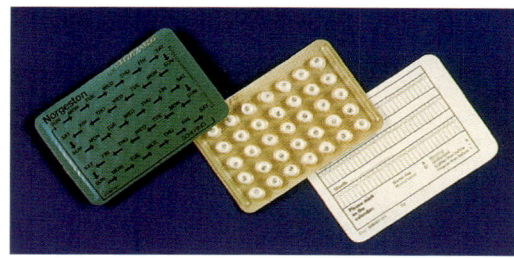

Abb. 214 Verschiedene orale Kontrazeptiva

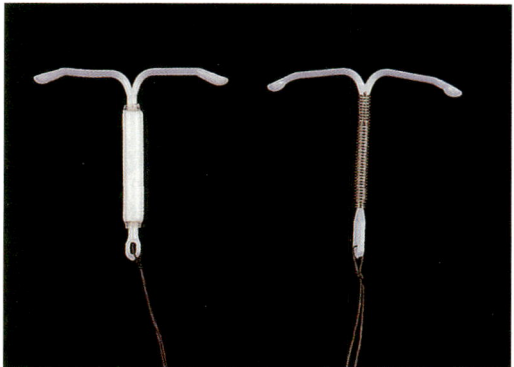

Abb. 215 Intrauterine Spiralen

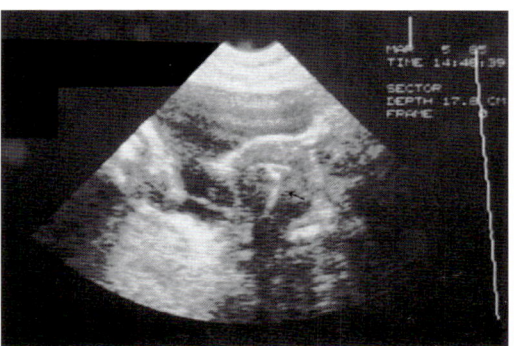

Abb. 216 Ultraschallbild mit Spirale in Utero

Barrieremethoden

Kondome (Abb. 217) werden im Wochenbett häufig als Übergangslösung verwendet, bis z. B. das Stillen beendet ist, und orale Kontrazeptiva zum Einsatz kommen, eine Spirale 6 Wochen nach der Geburt eingesetzt werden kann oder im Intervall eine Sterilisation erfolgt.

Frauen, die vor der Schwangerschaft ein Diaphragma (Abb. 218) verwendet haben, benötigen unter Umständen nach der Geburt eine andere Größe. Diese sollte nach 6 Wochen nochmals kontrolliert werden.

Sterilisation

Bei der Frau

Ein Tubenverschluss kann auch während einer Kaiserschnittentbindung durchgeführt werden, obwohl hier eine etwas höhere Versagerquote auffällt (1 : 200), im Vergleich zum Eingriff nach Abschluss des Wochenbettes (1 : 300). Dies wird auf die Dicke und vermehrte Vaskularisation der Tuben zurückgeführt.

Meist wird die Sterilisation bei der Frau laparoskopisch durchgeführt. Die Versagerquote beträgt etwa 1 : 300. Zur Anwendung kommen Clips, Ringe (Abb. 219) oder eine elektrische Koagulation, um den Eileiter zu verschließen. Bei Eintritt einer Schwangerschaft nach Sterilisation ist die Rate an Eileiterschwangerschaften deutlich erhöht.

Die Sterilisation sollte als irreversibel angesehen werden. Nur in 40–60% der Refertilisierungen kommt es zu einer intrauterinen Schwangerschaft. Organverletzungen (z. B. Darm) treten bei der laparoskopischen Sterilisation mit einer Frequenz von 1 : 1000 auf und stellen eine lebensbedrohliche Komplikation dar.

Beim Mann

Die Sterilisation beim Mann weist eine Reihe von Vorteilen gegenüber der der Frau auf. Die Versagerquote ist etwa 10-mal geringer, eine Vollnarkose ist entbehrlich und die Komplikationsrate der Operation ist deutlich niedriger. Allerdings erlaubt sie der Frau keine Kontrolle über *ihre eigene* Fertilität.

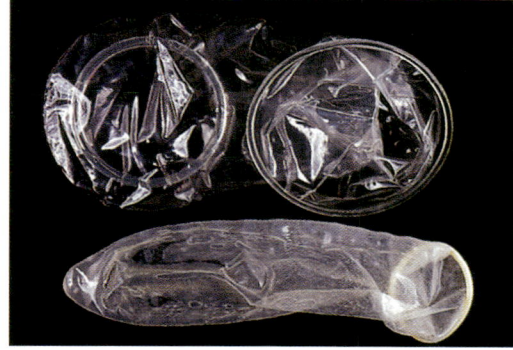

Abb. 217   Kondome

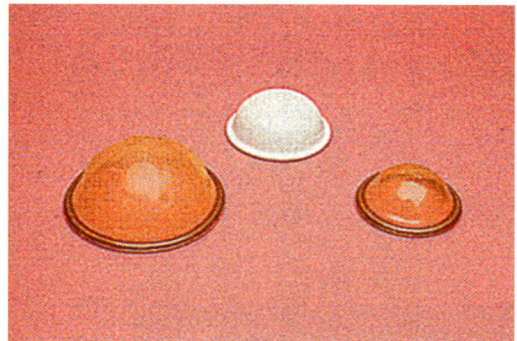

Abb. 218   Diaphragma und Portiokappe

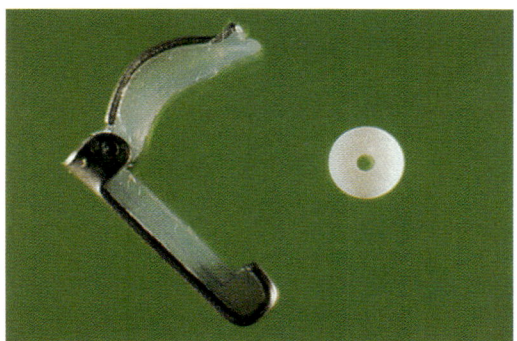

Abb. 219   Clip und Ring zur Sterilisation

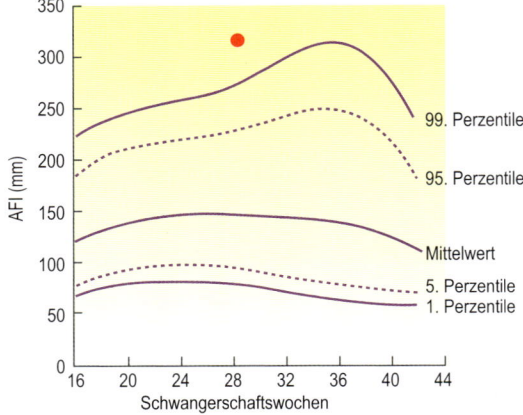

1. Die obige Abbildung zeigt den Fruchtwasserindex („amniotic fluid index", AFI) einer Schwangerschaft der 28. Woche.

a. Nennen Sie die Diagnose.
b. Nennen Sie vier Ursachen.
c. Nennen Sie zwei Symptome und zwei klinische Zeichen, die mit der Diagnose einhergehen.

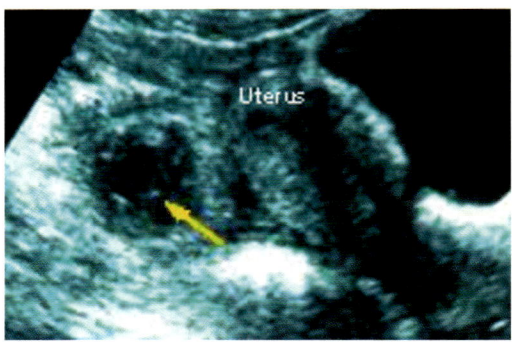

2. Dies ist ein Ultraschallbild einer Frau mit seit 7 Wochen andauernder Amenorrhö, leichter vaginaler Blutung und einem Serum-hCG-Spiegel von 3500 IU/l.

a. Wie lautet die Diagnose?
b. Nennen Sie vier Risikofaktoren für diese Erkrankung.
c. Nennen Sie drei Therapiemöglichkeiten.

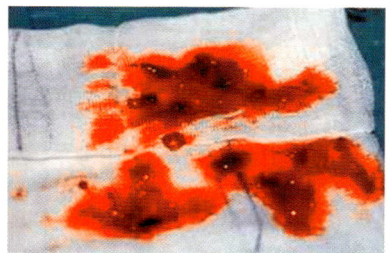

3. **Die Abbildung zeigt Material einer Kürettage (Abrasio) einer Patientin nach 8 Wochen Amenorrhö, mit vaginaler Blutung und einem Serum-hCG von 80 000 IU/l.**

a. Welche Diagnose liegt vor?
b. Was könnte man auf dem Ultraschallbild gesehen haben?
c. Wie wäre das weitere Vorgehen von hier aus?

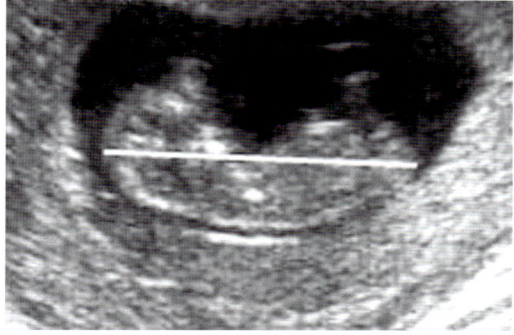

4. **Das Bild zeigt einen Ultraschallbefund eines Feten der 11. Schwangerschaftswoche.**

a. Wie wird das biometrische Maß genannt, welches hier eingezeichnet ist?
b. Wie groß ist der Fehler (also ± doppelte Standardabweichung) bei der Abschätzung des Geburtstermins, ausgehend von obiger Messung?
c. Welche beiden Maße können in der 16. Woche verwendet werden, um die Schwangerschaft zu datieren?

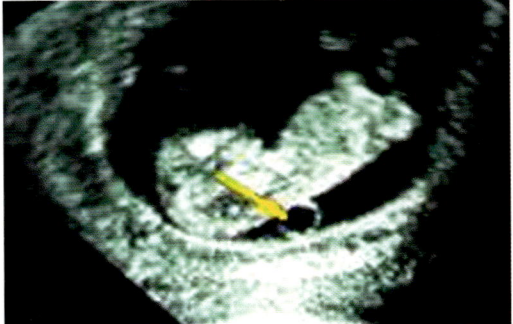

5. Dies ist ein Ultraschallbild eines Feten der 10. Schwangerschaftswoche.

a. Auf welche normale Struktur zeigt der gelbe Pfeil?
b. Wann ist diese Struktur das erste Mal zu sehen, und wann verschwindet sie wieder?
c. Was ist die Funktion dieser Struktur?

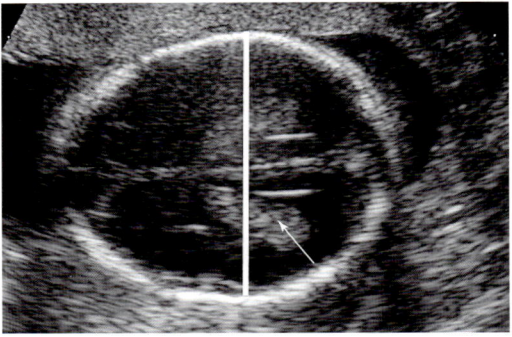

6. Das Bild zeigt einen Ultraschallbefund eines Schnittes durch den fetalen Kopf in der 20. Woche.

a. Welches Maß wird mit der weißen Linie verdeutlicht?
b. Welche intrakranielle Struktur wird durch den Pfeil angezeigt?
c. Welche Funktion hat diese Struktur?

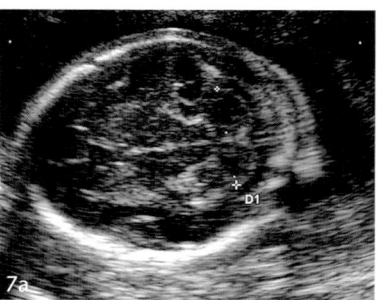
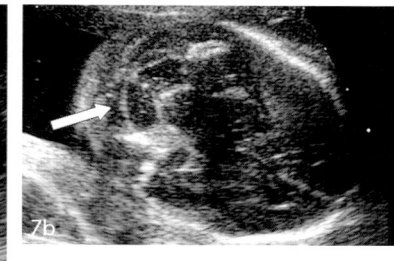

7. Die Kreuze in Abbildung A und der Pfeil in Abbildung B zeigen die gleiche Struktur innerhalb des fetalen Gehirns.

a. Um welche Struktur handelt es sich dabei?
b. Welches der beiden Bilder zeigt einen Normalbefund?
c. Welche Fehlbildung könnte bei dem Fetus mit dem auffälligen Befund vorliegen?

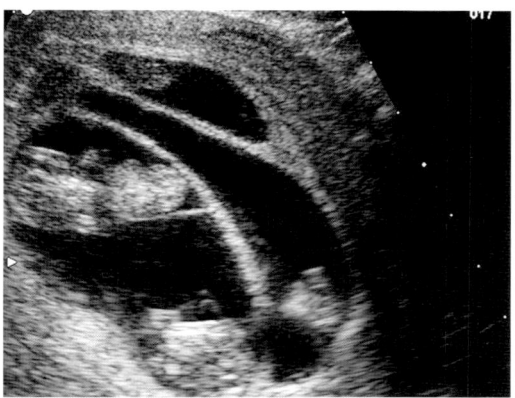

8. Dieses Ultraschallbild wurde etwa in der 9. Schwangerschaftswoche aufgenommen.

a. Was zeigt das Bild?
b. Wie könnte dieser Befund entstanden sein?
c. Nennen Sie sechs mögliche Komplikationen in dieser Schwangerschaft.

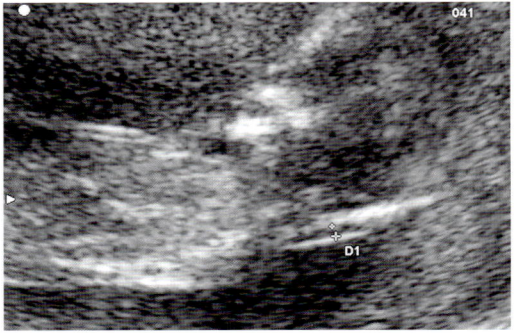

9. Dieses Ultraschallbild wurde in der 12. Woche aufgenommen.

a. Wie heißt die Struktur, die hier ausgemessen wird?
b. Was ist die hauptsächliche Indikation, diese Messung durchzuführen?
c. Welche alternativen Untersuchungen könnten der Patientin angeboten werden, und zu welchem Zeitpunkt?

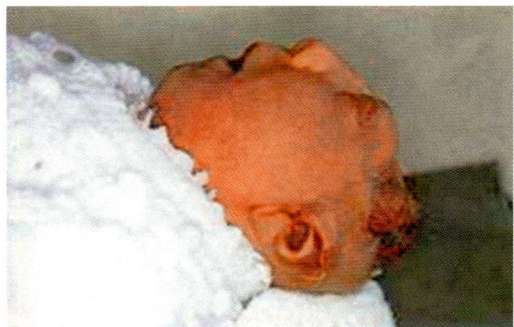

10. Dieses Kind wurde von einer Frau in der 33. Woche geboren, die sämtliche Vorsorgeuntersuchungen in der Schwangerschaft abgelehnt hatte und zu diesem Zeitpunkt einen Symphysen-Fundus-Abstand von 39 cm aufwies.

a. Welche Pathologie ist hier zu sehen?
b. Wie hätte man diese pränatal erkennen können?
c. Wie ist die für die Schwangerschaftsdauer relativ große Gebärmutter zu erklären?

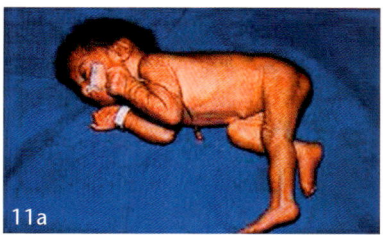
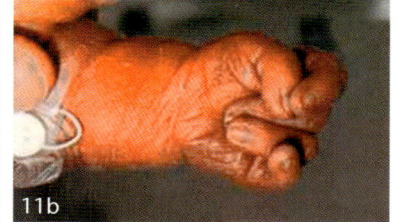

11a   11b

11. Dieses Kind wurde als Mangelgeborenes mit Gelenkkontrakturen, überlappenden Fingern und geballten Fäusten geboren. Die pränatalen Ultraschalle hatten in der 20. Woche bilaterale Plexus-choroideus-Zysten gezeigt.

a. Wie lautet die Diagnose?
b. Wie könnte der Karyotyp aussehen?
c. Nennen Sie drei weitere Fehlbildungen, die bei dieser Erkrankung vorkommen.

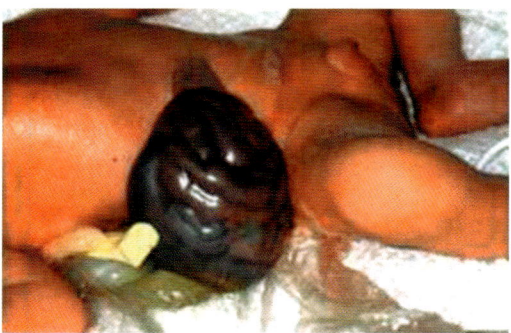

12. Dieses Kind wurde am Termin geboren. Dass Paar hatte jegliche detaillierte Ultraschalluntersuchungen in der 20. Schwangerschaftswoche abgelehnt.

a. Wie lautet die Diagnose?
b. Wäre dieser Befund präpartal im Ultraschall bereits festgestellt worden, welche weiterführende Diagnostik hätte erfolgen sollen?
c. Welche chromosomalen Störungen sind mit dieser Erkrankung verbunden?

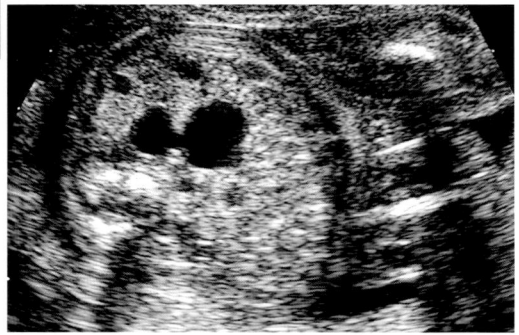

13. Dieses Ultraschallbild der 21. Woche zeigt einen Querschnitt durch das Abdomen.

a. Wie bezeichnet man den pathologischen Befund, der hier zu sehen ist?
b. Welche Anlagestörung liegt diesem Befund zugrunde?
c. Mit welchem Syndrom ist der Befund assoziiert?

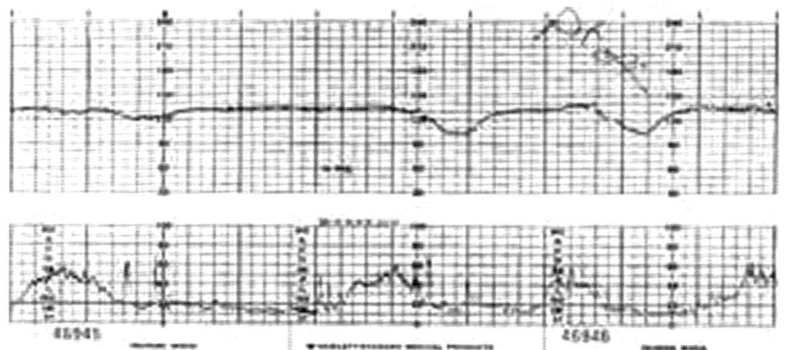

14. Diese Kardiotokographie (CTG) wurde bei einer Frau unter der Geburt in der 38. Woche abgeleitet, der Muttermund ist 2 cm weit eröffnet. Die Baseline liegt bei 140 Schlägen/min.

a. Nennen Sie drei pathologische Befunde, die hier zu sehen sind.
b. Wie würden Sie das CTG beschreiben?
c. Was würden Sie erwarten, wenn Sie ein Amniotomie durchführen?

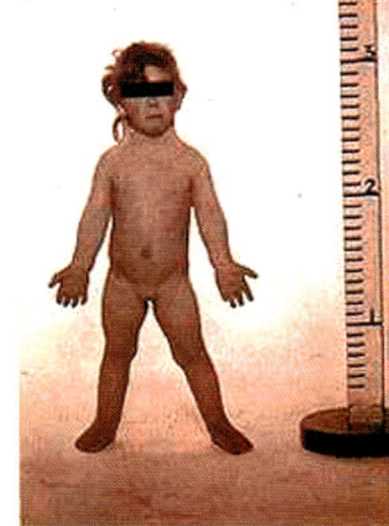

15. Dieses junge Mädchen zeigt einen Minderwuchs.

a. Wie lautet die Diagnose?
b. Nennen Sie vier weitere typische Merkmale.
c. Was wäre der häufigste präpartale Ultraschallbefund?

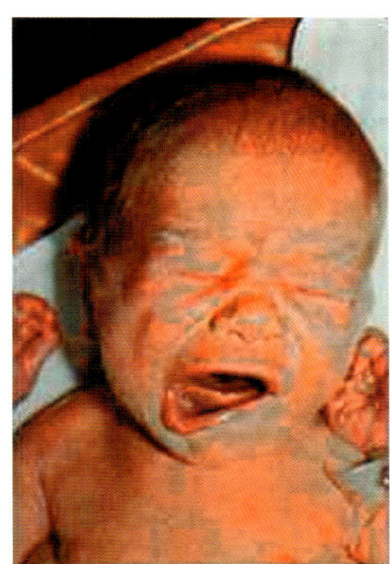

16. Dieses Kind ist ein paar Stunden alt.

a. Welches Problem ist hier dargestellt?
b. Was war der wahrscheinlichste Entbindungsmodus?
c. Ist die Veränderung in den meisten Fällen als dauerhaft anzusehen?

17. Dieses am Termin geborene Kind zeigte eine Hypoxie, Azidose und entwickelte Krampfanfälle.

a. Wie wird das klinische Syndrom genannt?
b. Welche Untersuchung wird gerade durchgeführt?
c. Wie sieht die Prognose aus, wenn das Kind krampft?

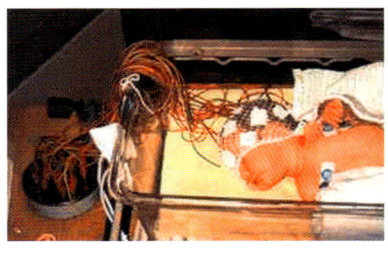

18. Dieses Kind zeigt ein aufgetriebenes Abdomen wenige Tage nach der Geburt, die bei einer Präeklampsie der Mutter vorzeitig erfolgte.

a. Wie lautet die Diagnose?
b. Welche vorgeburtliche Behandlung kann die Inzidenz dieser Erkrankung senken?
c. Wie würden Sie hier konservativ vorgehen?

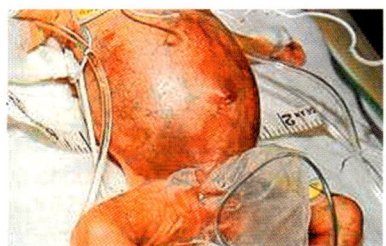

19. Dieses Neugeborene wurde kürzlich durch Kaiserschnitt geboren.

a. Welche angeborene Fehlbildung ist hier zu sehen?
b. Zu welcher Gruppe von Defekten gehört sie?
c. Welche beiden bildgebenden Verfahren sind bei der pränatalen Diagnosestellung hilfreich?

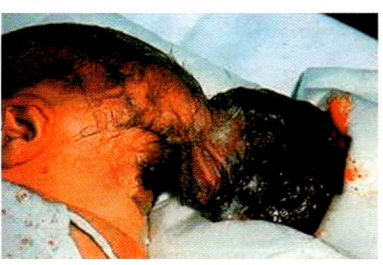

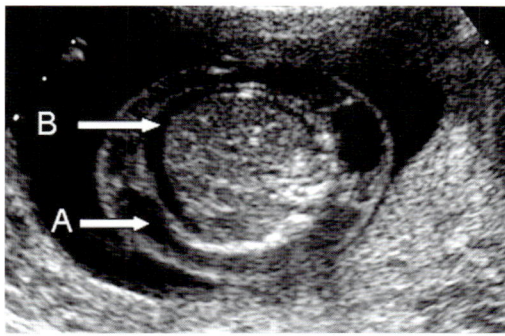

20. Dieses Ultraschallbild wurde in der 22. Woche aufgenommen, und zeigt einen Querschnitt durch das fetale Abdomen.

a. Wie lautet die Diagnose?
b. Welche pathologischen Befunde werden durch die Pfeile A und B gekennzeichnet?
c. Nennen Sie fünf mögliche Ursachen.

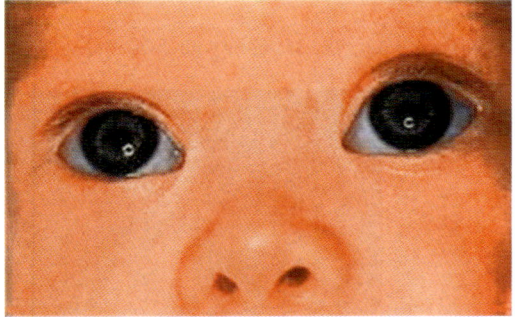

21. Dieses Kind wies in der Neugeborenenperiode eine Hypotonie auf. Eine weitergehende ausführliche Untersuchung zeigte diskrete Zeichen einer Dysmorphie.

a. Welche drei pathologischen Befunde des Gesichts sind hier zu sehen?
b. Welches ist die wahrscheinlichste Diagnose?
c. Wie hoch ist das Wiederholungsrisiko in weiteren Schwangerschaften?

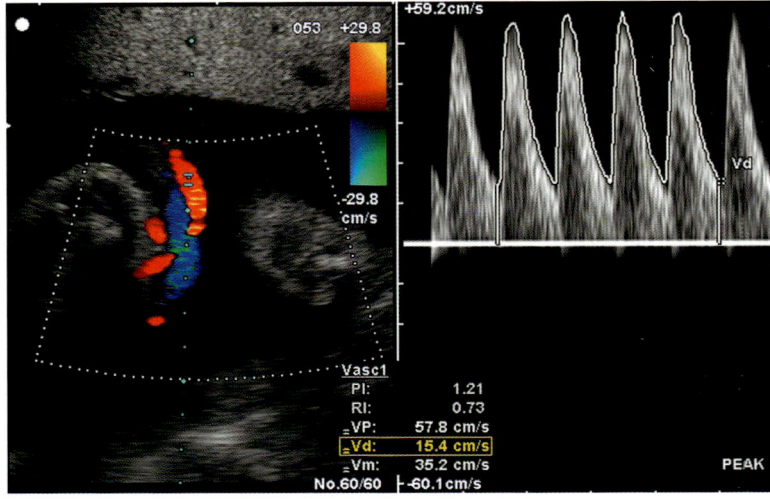

22. Eine Frau wird in der 31. Schwangerschaftswoche mit Präeklampsie zur weiteren Überwachung von Mutter und Kind aufgenommen.

a. Welche Untersuchung wird hier durchgeführt?

b. Was zeigt das wellenförmige Muster?

c. Warum könnte diese Untersuchung bei einer Präeklampsie pathologisch sein?

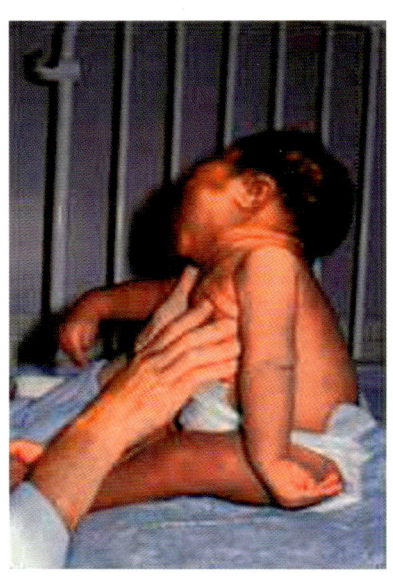

23. Dieses Kind wog bei Geburt 4,5 kg und war nur schwer zu entwickeln.

a. Welche Geburtsverletzung ist auf der Abbildung zu sehen?

b. Wie ist sie zustande gekommen?

c. Welche weiteren Risikofaktoren außer der Kindsgröße können eine Rolle spielen?

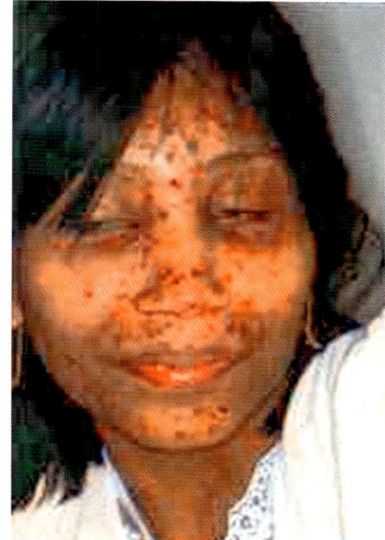

24. Diese Frau stellte sich in der 14. Schwangerschaftswoche mit einem generalisierten Exanthem vor.

a. Wie lautet die Diagnose?
b. Wie ist das Risiko für den Feten in dieser Phase der Schwangerschaft einzuschätzen?
c. Was ist das größte mütterliche Risiko?

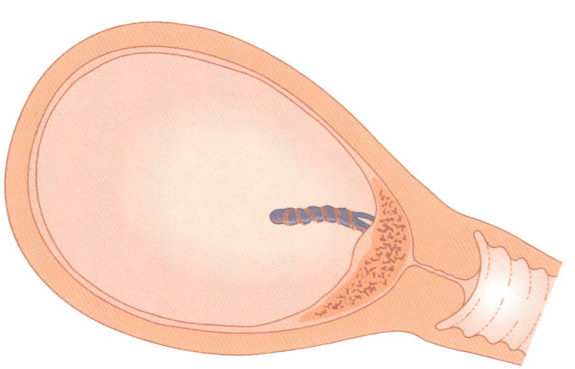

25. Diese Zeichnung zeigt eine pathologische Implantation der Plazenta.

a. Wie lautet die Diagnose?
b. Nennen Sie zwei klinische Erscheinungsbilder dieser Pathologie.
c. Nennen Sie drei Risikofaktoren für diese Erkrankung.

26. Dieses totgeborene Kind zeigt eine Fehlbildung der Nase und der Ohren.

a. Wie heißt diese Form der Gesichtfehlbildung?
b. Was ist die Ursache?
c. Was wurde bei der Obduktion an den Lungen gefunden?

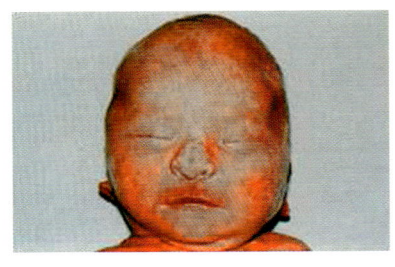

27. Dieses Bild wurde anlässlich einer Laparoskopie aufgenommen.

a. Welche Maßnahme ist hier erfolgt?
b. Nennen Sie zwei mögliche Komplikationen.
c. Wie hoch ist die Versagerquote, wenn der Eingriff während eines Kaiserschnittes durchgeführt wird?

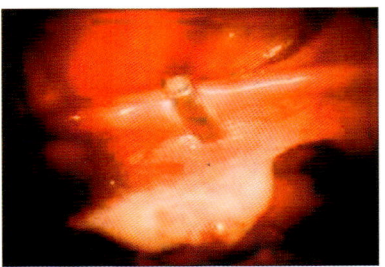

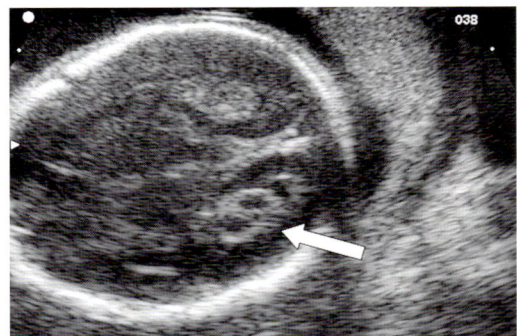

28. Dieses Ultraschallbild zeigt einen Querschnitt durch den kindlichen Kopf in der 20. Woche.

a. Auf welche Pathologie weist der Pfeil hin?
b. Welche chromosomale Störung ist besonders häufig damit assoziiert?
c. Wie oft kommt sie bei normalen Schwangerschaften vor?

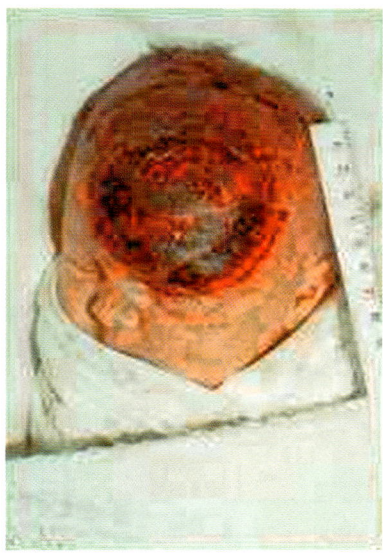

29. Dieses Neugeborene hat ein erhebliches Geburtstrauma.

a. Wie war der Entbindungsmodus?
b. Wie war der Kopf in der Austreibungsperiode eingestellt?
c. Nennen Sie drei weitere mögliche Geburtsverletzungen, die bei dieser Form der Entbindung auftreten können.

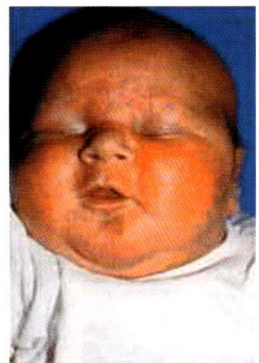

30. Dieses Kind wog bei der Geburt in der 39. Woche 4,6 kg.

a. Wie wird das Aussehen am besten beschrieben?
b. Welche mütterliche Erkrankung ist dafür verantwortlich?
c. Nennen Sie drei häufige neonatale Komplikationen.

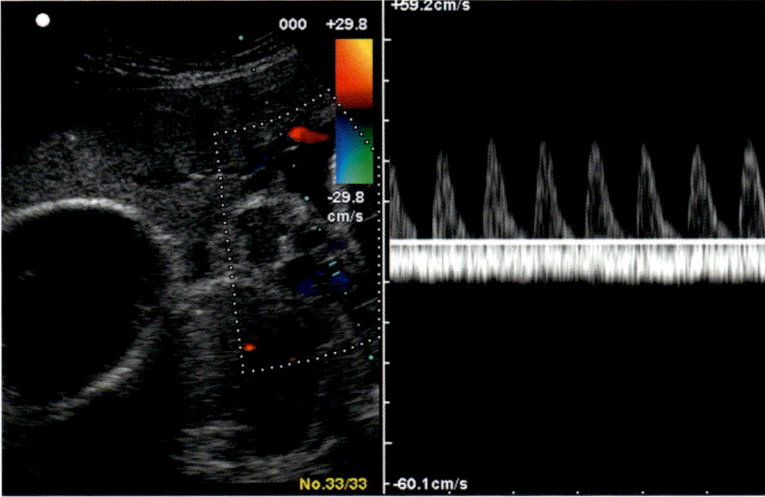

31. Diese Doppler-Sonographie der A. umbilicalis erfolgte in der 35. Woche bei einem wachstumsretardierten Feten.

a. Was ist zu sehen?
b. Was ist die wahrscheinlichste Ursache?
c. Wie würden Sie weiter vorgehen?

32. Dieses Neugeborene ist vier Tage alt.

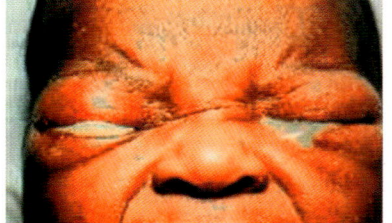

a. Wie nennt man dieses Krankheitsbild?
b. Nennen Sie zwei sexuell übertragbare Erkrankungen, die die Ursache sein können.
c. Nennen Sie zwei Behandlungsmöglichkeiten für das Kind und zwei für die Mutter.

33. Diese angeborene Fehlbildung wurde direkt nach der Geburt festgestellt.

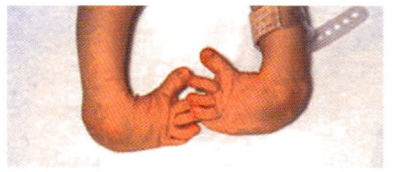

a. Wie lautet die Diagnose?
b. Welche weiteren zwei Fehlbildungen könnten beim Neugeborenen zusätzlich vorliegen?
c. Wie ist das unmittelbare Vorgehen?

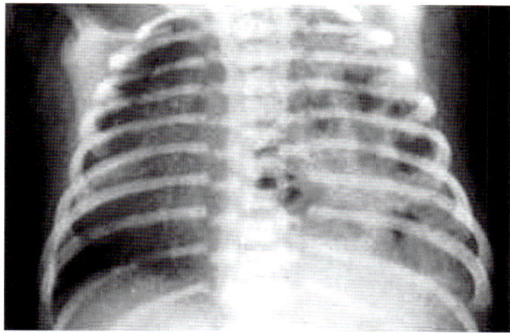

34. Diese Thorax-Röntgenaufnahme eines reifen Neugeborenen wurde wegen Atemstörung direkt postpartal angefertigt. Das Herz war nach rechts verlagert, und die Ventilation extrem erschwert.

a. Wie lautet die Diagnose?
b. Welches sind die typischen Ultraschallbefunde während der Schwangerschaft?
c. Sollte es sich hierbei um eine isolierte Fehlbildung handeln, wie viele der betroffenen Kinder überleben?

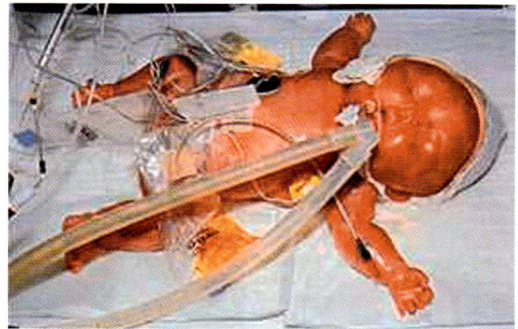

35. Dieses Neugeborene zeigt Ödeme, Herzinsuffizienz, Aszites und Lungenödeme

a. Wie wird das Aussehen genannt?
b. Was war vor 50 Jahren die häufigste Ursache dafür?
c. Nennen Sie vier weitere mögliche Ursachen.

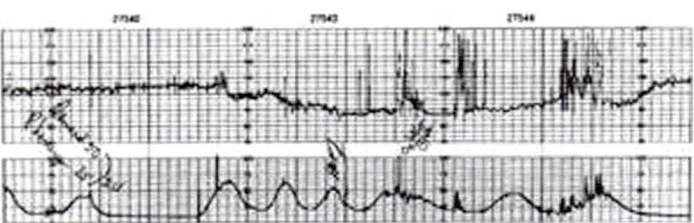

36. Diese Kardiotokographie (CTG) wurde bei einer Frau unter der Geburt abgeleitet, die Oxytocin erhielt. Die Baseline lag den ganzen Tag über bei 140 Schlägen/min.

a. Welchen pathologischen Befund erkennen Sie?
b. Was ist die wahrscheinlichste Ursache dafür?
c. Welche drei Notfallmaßnahmen würden Sie sofort ergreifen?

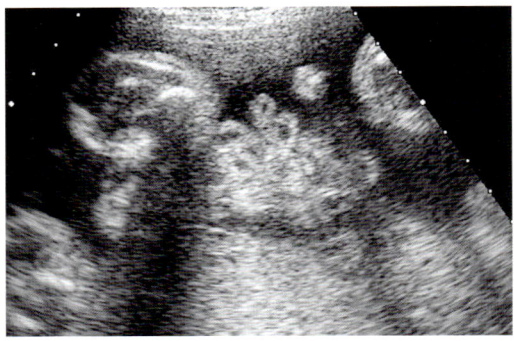

37. Dieses Bild wurde während einer Routineuntersuchung in der 20. Woche aufgenommen. Es zeigt Darmschlingen, die frei in der Fruchtblase flottieren.

a. Wie lautet die Diagnose?
b. Was ist die wichtigste Differenzialdiagnose?
c. Nennen Sie die beiden Befunde, die diese Diagnosen voneinander unterscheiden.

38. Dieses Bild zeigt das Abdomen eines Neugeborenen.

a. Wie wird dieser Befund genannt?
b. Welches ist die wahrscheinlichste Ursache dafür?
c. Was ist die wichtigste Folge?

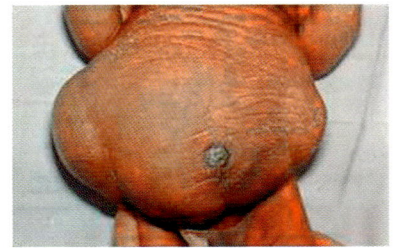

39. Dieses Neugeborene zeigte bei Geburt teilweise amputierte Zehen.

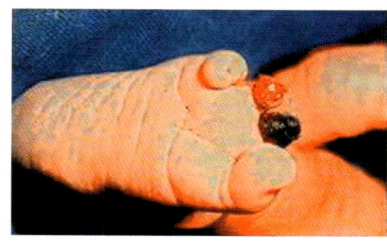

a. Was ist die wahrscheinlichste Ursache dafür?
b. Nennen Sie drei weitere angeborene Fehlbildungen, die auf die gleiche Weise entstanden sein könnten.
c. Wie ist das Wiederholungsrisiko bei künftigen Schwangerschaften?

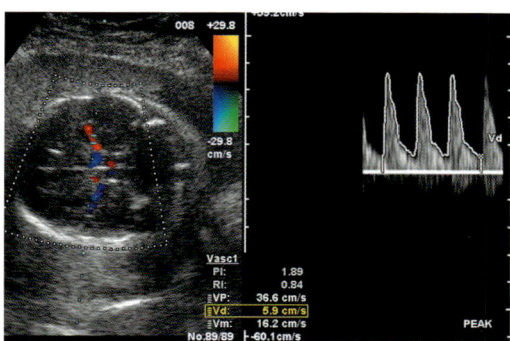

40. Diese Abbildung zeigt eine präpartale Doppler-Untersuchung.

a. Welches fetale Gefäß wurde hier untersucht?
b. Welche Veränderung in Bezug auf den Resistance-Index ist bei einem schwer wachstumsretardierten Kind zu erwarten?
c. Welche Veränderungen im Blutfluss sind bei einem anämischen Feten zu erwarten?

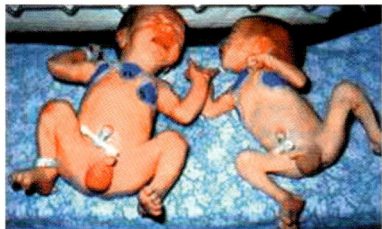

41. Diese Zwillinge wurden in der 36. Schwangerschaftswoche geboren.

a. Wie würden Sie ihr Wachstum beschreiben?
b. Nennen Sie zwei mögliche Ursachen für diesen Befund.
c. Nennen Sie vier mögliche Komplikationen, die der kleinere der Zwillinge nach der Geburt aufweisen könnte.

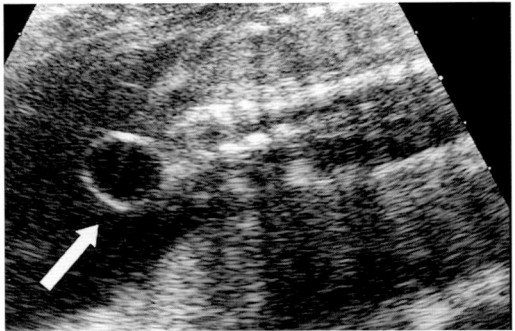

42. Dieses Ultraschallbild wurde in der 20. Schwangerschaftswoche aufgenommen.

a. Auf welchen pathologischen Befund weist der Pfeil hin?
b. Nennen Sie zwei weitere Befunde, die mit diesem Defekt assoziiert sein können.
c. Wie hoch ist das Wiederholungsrisiko in einer Folgeschwangerschaft, wenn keine prophylaktische Therapie erfolgt?

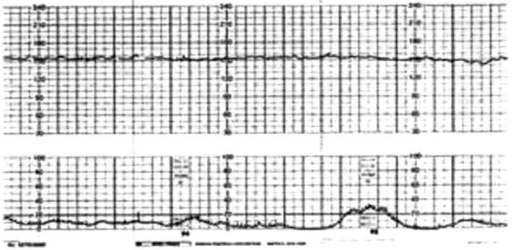

43. Diese Kardiotokographie (CTG) wurde bei einer Frau in der 39. Woche abgleitet, die seit 3 Tagen verminderte Kindsbewegungen und einzelne Wehen wahrnahm. Die Baseline lag bei 140 Schlägen/min, und das CTG zeigte über eine weitere Stunde das gleiche Muster, bevor eingegriffen wurde.

a. Wie würden Sie das CTG beschreiben?
b. Wie würden Sie weiter vorgehen?
c. Welche Befunde würden Sie bei der arteriellen und venösen Blutgasanalyse aus der Nabelschnur erwarten?

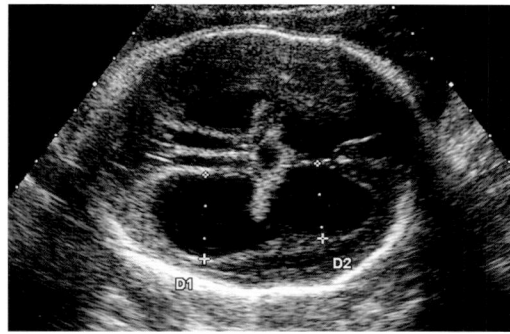

44. Diese Ultraschalluntersuchung wurde in der 21. Woche routinemäßig durchgeführt.

a. Welche Struktur wird durch die Kreuzchen ausgemessen?
b. Wie wird dieser Befund genannt?
c. Nennen Sie drei mögliche Ursachen.

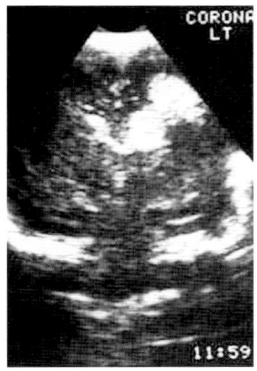

45. Dieses Ultraschallbild zeigt einen Koronarschnitt durch das fetale Vorderhirn

a. Welchen pathologischen Befund erkennen Sie auf dem Bild?
b. Nennen Sie zwei Erkrankungen in der Schwangerschaft, die die Ursache sein können.
c. Nennen Sie zwei mögliche Konsequenzen für das Neugeborene.

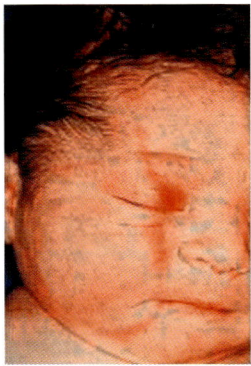

46. Dieses Kind wurde vaginal geboren nach verlängerter Austreibungsperiode und Erschöpfung der Mutter.

a. Wie wurde das Kind entwickelt?
b. Nennen Sie zwei weitere Indikationen für diesen Geburtsmodus.
c. Welche drei Komplikationen können bei diesem Geburtsmodus auftreten?

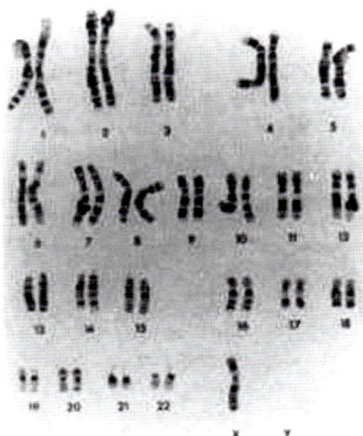

47. Dieses Karyogramm wurde von einer Einzelzelle nach Chorionzotten-biopsie angefertigt.

a. Wie beschreiben Sie den kindlichen Karyotyp?
b. Welchen Namen hat diese Chromosomenaberration?
c. Nennen Sie fünf klinische Befunde dieser Erkrankung.

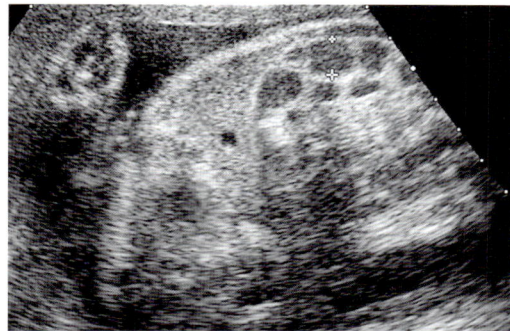

48. Dieses Ultraschallbild zeigt eine kindliche Niere im Longitudinalschnitt.

a. Wie würden Sie die Niere beschreiben?
b. Welche beiden Befunde im Ultraschall würden auf eine Urinproduktion des Feten hinweisen?
c. Was wäre die wahrscheinlichste Diagnose, wenn die andere Niere normal erscheint?

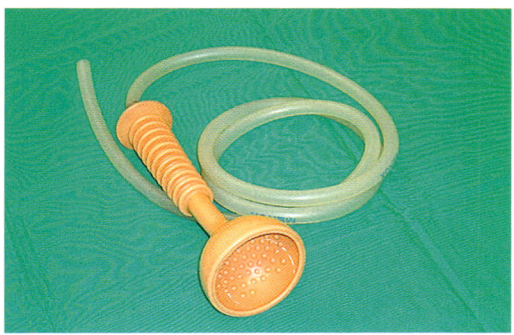

49. Dieses Gerät ist häufig im Kreißsaal zu finden.

a. Um welches Instrument handelt es sich?
b. Kann es bei mangelndem Geburtsfortschritt in der Austreibungsperiode bei hinterer Hinterhauptslage angewendet werden? Begründen Sie Ihre Antwort.
c. Welche Befunde beim Feten würden eine Kontraindikation für die Anwendung darstellen?

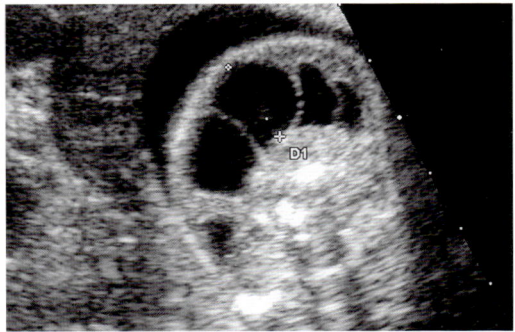

50. Dieses Ultraschallbild zeigt einen Schnitt durch den Nacken eines Feten in der 16. Schwangerschaftswoche.

a. Welcher pathologische Befund liegt hier vor?
b. Nennen Sie eine Erkrankung, die Ursache dieses Befundes sein kann.
c. Welche weiteren Untersuchungen würden Sie der Patientin empfehlen?

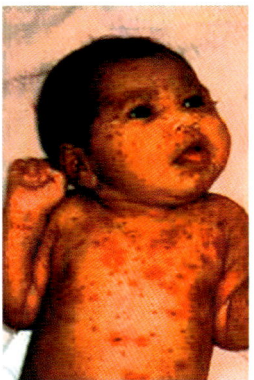

51. Dieses Neugeborene hat ein generalisiertes vesikuläres Exanthem.

a. Welche zwei von der Mutter übertragenen Virusinfektionen könnten die Ursache sein?
b. Nennen Sie vier Folgen dieser Virusinfektionen beim Kind.
c. Welche Medikamente können beim Neugeborenen angewandt werden, um diese Infektionen zu behandeln?

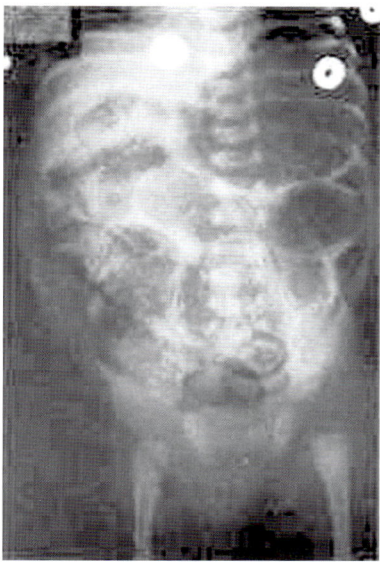

52. Dieses Abdomen-Übersichtsbild wurde bei einem 4 Tage alten Frühgeborenen der 28. Woche aufgenommen.

a. Was ist die wahrscheinlichste Diagnose?
b. Nennen Sie drei weitere Komplikationen der Frühgeburtlichkeit.
c. Wie kann die Inzidenz dieser Komplikationen vermindert werden?

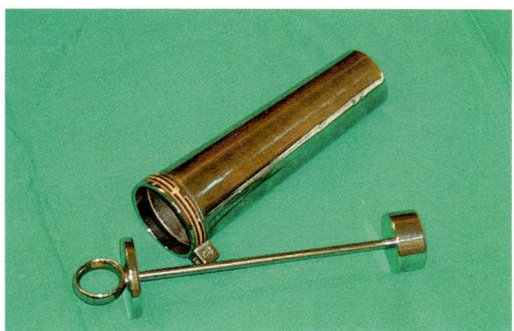

53. Dieses Instrument wird häufig im Kreißsaal verwendet.

a. Um was für ein Instrument handelt es sich?
b. Wofür wird es verwendet?
c. Was ist die Indikation für diese Untersuchung?

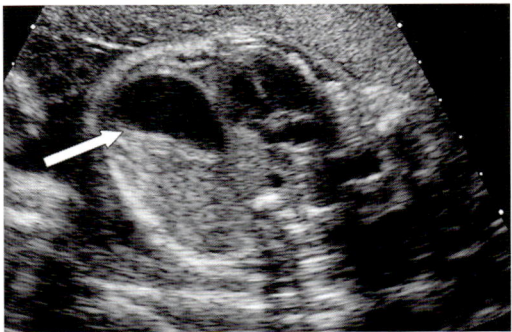

54. Dieses Ultraschallbild zeigt einen Transversalschnitt durch den fetalen Brustkorb.

a. Welche Struktur wird durch den Pfeil gekennzeichnet?

b. Wie lautet die Diagnose?

c. Wie ist die Gesamtüberlebensrate bei dieser Erkrankung, wenn keine weiteren Fehlbildungen vorliegen?

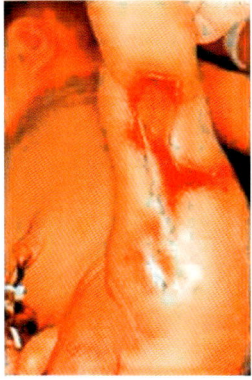

55. Dieses Kind zeigte bei der Geburt schwere narbige Veränderungen der Haut.

a. Welche fetomaternale Infektion kann die Ursache dieser Veränderungen sein?

b. Welche vorgeburtliche Maßnahme könnte den Schweregrad des kindlichen Schadens vermindern?

c. Nennen Sie zwei weitere kongenitale Fehlbildungen, die von dieser Infektion hervorgerufen werden können.

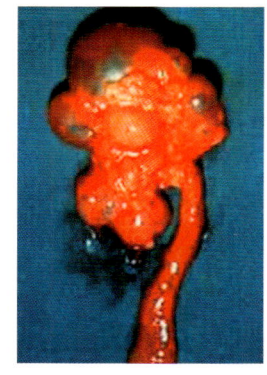

56. Diese Niere mit anhängendem Ureter zeigte sich bei der Obduktion eines Feten aus einem Schwangerschaftsabbruch der 23. Schwangerschaftswoche. Die andere Niere zeigte die gleichen morphologischen Merkmale.

a. Wie würden Sie diese Niere beschreiben?
b. Welche Pathologie in Bezug auf die Fruchtwassermenge würde man im Ultraschall erwarten?
c. Was könnte der Obduktionsbefund über die kindlichen Lungen ausgesagt haben?

57. Dies ist ein Ultraschallbild des kindlichen Abdomens in der 15. Woche.

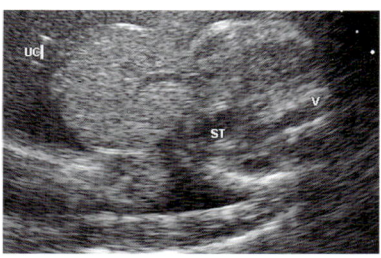

a. Welche Struktur wölbt sich durch die kindliche Bauchwand vor?
b. Wie lautet die Diagnose?
c. Welche Chromosomenaberration ist häufig mit diesem Befund vergesellschaftet?

58. Dieses Neugeborene hat ein Down Syndrom.

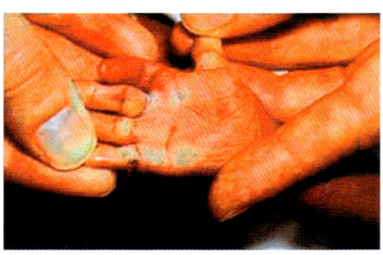

a. Welche geringgradige Veränderung ist hier zu sehen?
b. Welche Routineuntersuchungen sind für das Screening in der Schwangerschaft verfügbar?
c. Nennen Sie sechs Befunde, die in der 20. Schwangerschaftswoche an diese Diagnose denken lassen.

151

59. Dieses Kind wurde in der 39. Woche mit einem Gewicht von 2,3 kg geboren. Bei der Mutter war eine Geburtseinleitung bei Hypertonie und Proteinurie erfolgt.

a. Wie würden Sie dieses Kind beschreiben?
b. Was ist die zugrunde liegende Pathophysiologie?
c. Nennen Sie drei typische Ultraschallbefunde, die bei dieser Erkrankung zu finden sind.

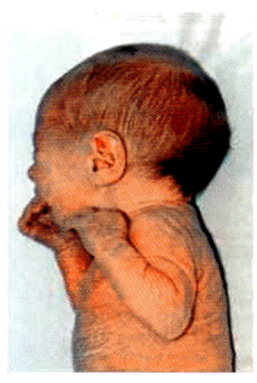

60. Dieses Kind zeigt sehr kurze Extremitäten und deformierte Röhrenknochen.

a. Wie lautet der Überbegriff dieser Gruppe angeborener Fehlbildungen?
b. Nennen Sie zwei Untersuchungsmethoden, um die Diagnose in der Schwangerschaft stellen zu können.
c. Was ist die hauptsächliche Todesursache bei diesen Kindern?

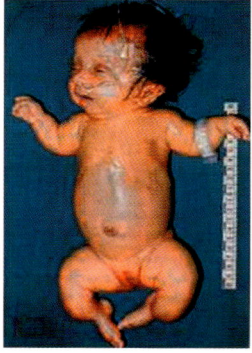

61. Dieses Kind wurde von einer Mutter geboren, die die Früherkennungsuntersuchungen in der Schwangerschaft abgelehnt hatte.

a. Welcher Befund ist hier zu sehen?
b. Nennen Sie vier Probleme, die das Kind im weiteren Leben haben könnte.
c. Was sind die beiden wichtigsten Gründe, dass die Inzidenz dieser Fehlbildung, gemessen am Geburtstermin, fällt?

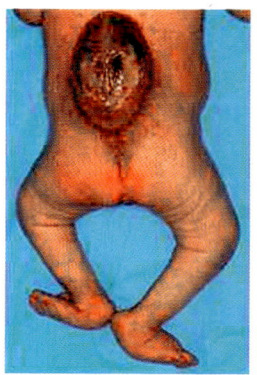

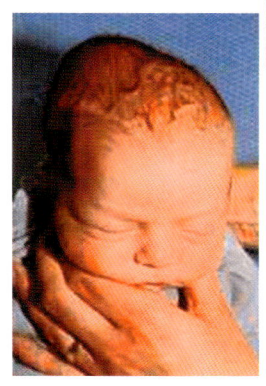

62. Dieses Kind hat eine Geburtsverletzung erlitten.

a. Wie nennt sich der Befund?
b. Was war die wahrscheinlichste Entbindungsmethode?
c. Welche Erkrankung wird beim Neugeborenen mit einer größeren Wahrscheinlichkeit auftreten?

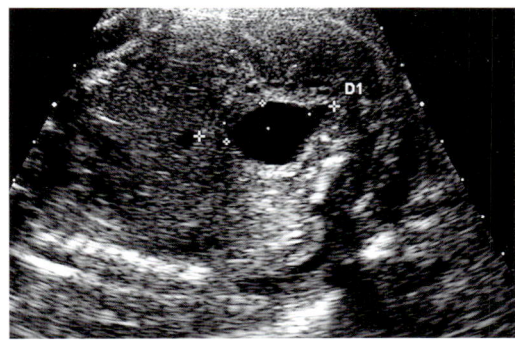

63. Dieser Ultraschall zeigt eine vergrößerte Blase bei einem männlichen Feten.

a. Wie lautet die Diagnose?
b. Was sind die wichtigsten Folgen?
c. Welche präpartale Therapie käme evtl. in Frage?

64. Dies ist ein Bild eines Neugeborenen direkt nach der Geburt.

a. Welche körperlichen Symptome sind hier zu sehen?
b. Worauf weisen diese hin?
c. Nennen Sie vier mögliche Ursachen.

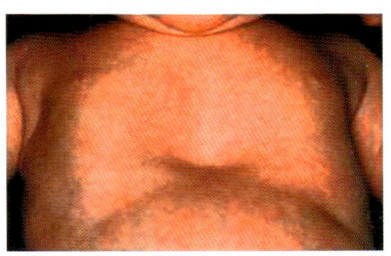

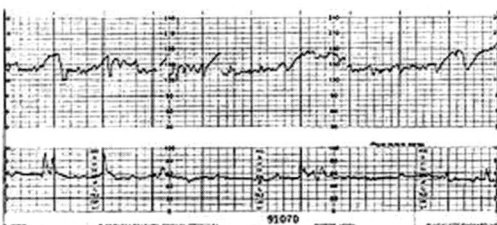

**65. Dieses CTG wurde bei einer Patientin nach unauffälligem Schwanger-
schaftsverlauf in der 40. Woche in der Eröffnungsperiode abgeleitet.
Die Baseline betrug 140 Schläge/min.**

a. Wie würden Sie das CTG beschreiben?

b. Sollte die Überwachung fortgesetzt werden?

c. Welche anderen Methoden können verwendet werden, um den Feten unter
der Geburt zu überwachen?

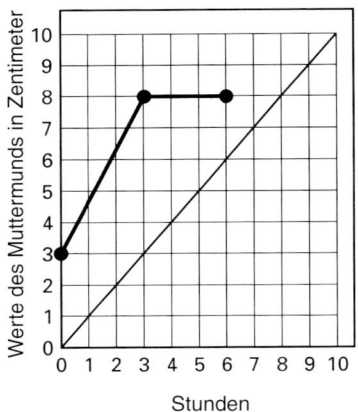

**66. Dies ist ein Partogramm einer Mehrgebärenden mit spontaner
Wehentätigkeit.**

a. Welcher pathologische Befund ist hier aufgezeichnet?

b. Nennen Sie drei mögliche Gründe dafür.

c. Worin liegt das Hauptrisiko, wenn die Geburt fortgesetzt wird?

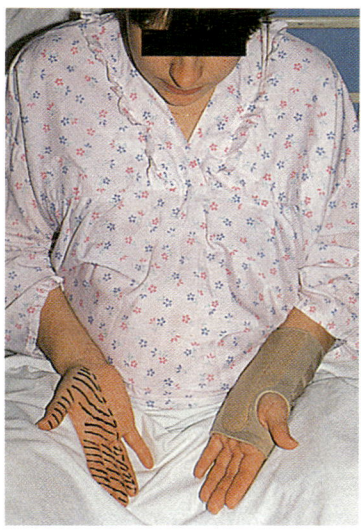

67. Diese Schwangere klagt über Parästhesien und Taubheitsgefühl in dem angezeichneten Areal.

  a. Wie lautet die Diagnose?
  b. Welcher Nerv ist betroffen?
  c. Welche beiden Behandlungsmöglichkeiten können Sie anbieten?

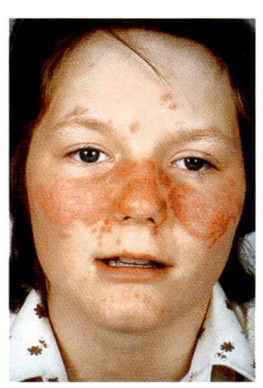

68. Diese Patientin stellt sich in einer medizinischen/geburtshilflichen Klinik vor.

  a. Woran leidet diese Frau?
  b. Welche Blutuntersuchungen könnten durchgeführt werden, um die Diagnose zu sichern?
  c. Nennen Sie vier Komplikationen dieser Erkrankung, die in der Schwangerschaft auftreten können.

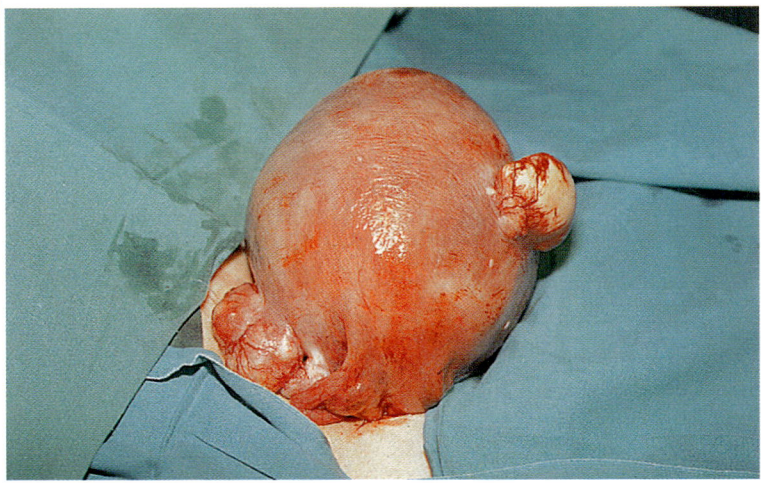

69. Das Bild zeigt einen Uterus während eines Kaiserschnittes am Geburtstermin.

a. Um welche Strukturen an der Gebärmutter handelt es sich?
b. Nennen Sie drei mögliche Komplikationen in der Schwangerschaft.
c. Würden Sie diese beim Kaiserschnitt entfernen?

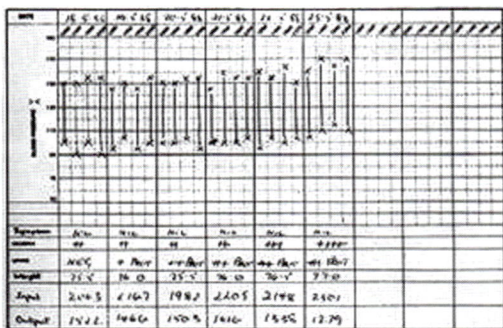

70. Dies ist ein Überwachungsbogen einer Erstgebärenden am Geburtstermin.

a. Was ist die wahrscheinlichste Diagnose?
b. Nennen Sie fünf Untersuchungen, die durchgeführt werden sollten.
c. Wie sieht die endgültige Behandlung aus?

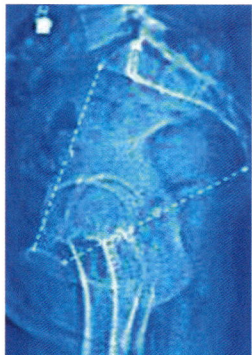

71. Dieses Computertomogramm (CT) wurde 6 Wochen nach der Geburt angefertigt.

a. Welche Strukturen sind dargestellt, und wie ist die Blickrichtung der Aufnahme?
b. Welche geburtshilflichen Maße werden durch die gestrichelten Linien dargestellt?
c. Ist die Untersuchung für die Betreuung weiterer Schwangerschaften von Bedeutung?

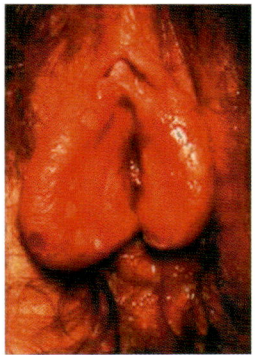

72. Diese Patientin stellte sich am Termin mit Wehen und vulvärem Wundsein vor.

a. Wie lautet die Diagnose?
b. Welche Information ist unbedingt notwendig, um über den Entbindungsmodus entscheiden zu können?
c. Welche Risiken bestehen für das Kind bei einer vaginalen Geburt?

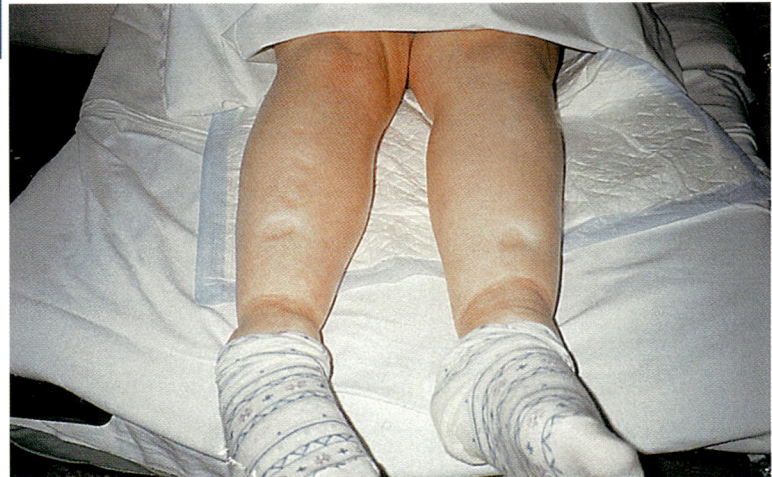

73. Diese Frau befindet sich in der 36. Schwangerschaftswoche.

a. Welches klinische Symptom ist hier zu sehen?
b. Nennen Sie vier weitere klinische Untersuchungen, die bei dieser Patientin durchgeführt werden sollten.
c. Nennen Sie fünf technische Untersuchungen, die Sie für diese Patientin planen würden.

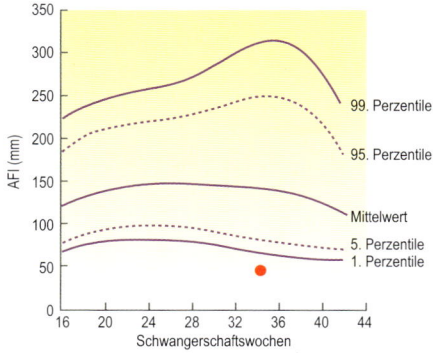

74. Werfen Sie einen Blick auf diese Darstellung der Fruchtwassermenge („amniotic fluid index", AFI).

a. Welche Pathologie wird hier dargestellt?
b. Nennen Sie fünf mögliche Ursachen.
c. Auf welche weiteren drei Befunde würden Sie bei einer Ultraschalluntersuchung achten?

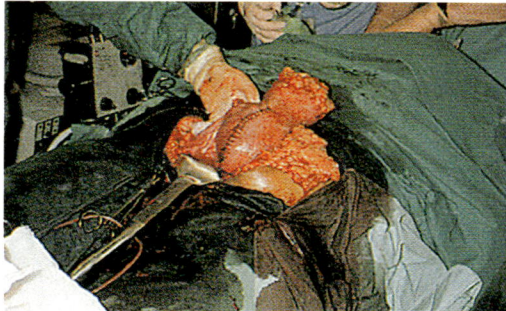

75. Dieses Bild zeigt einen Uterus am Ende eines Kaiserschnittes.

   a. Welche Art Kaiserschnitt wurde durchgeführt?
   b. Nennen Sie eine unmittelbare und eine langfristige Komplikation, die nach dieser
       Art von Sectio häufiger auftreten, als nach einem normalen Kaiserschnitt.
   c. Nennen Sie zwei gängige Indikationen für diese Operation.

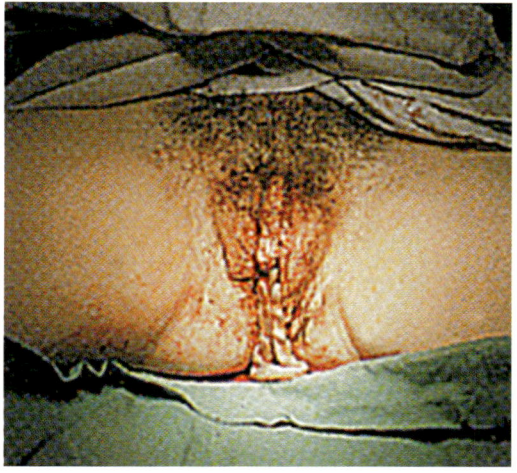

**76. Diese Patientin wurde notfallmäßig von ihrer Hebamme ins Krankenhaus
gebracht, nachdem ein spontaner Blasensprung erfolgt war.**

   a. Welches Problem liegt hier vor?
   b. Nennen Sie vier Risikofaktoren dafür.
   c. Welchen beiden Maßnahmen sollten sofort ergriffen werden, sofern der Mutter-
       mund noch nicht vollständig eröffnet ist und das Kind lebt?

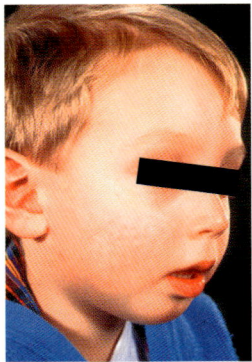

77. Eine schwangere Mutter stellt sich in Begleitung dieses Jungen zur Routine-untersuchung in der Schwangerschaft vor. Das Kind hustet und hat sehr rote Wangen.

a. Wie lautet die Diagnose dieser Infektionskrankheit?
b. Wie können Sie feststellen, ob die Mutter ebenfalls gefährdet ist, diese Virusinfektion zu bekommen?
c. Welche Risiken birgt dies für ihre Schwangerschaft?

78. Dieses Bild zeigt einen Transversalschnitt durch einen fetalen Kopf.

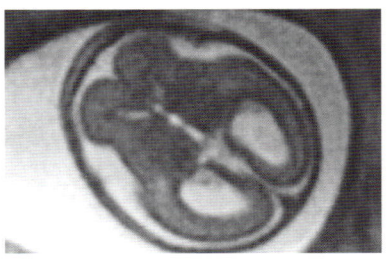

a. Welche Untersuchung wurde hier durchgeführt?
b. Bestehen dadurch irgendwelche Risiken für das Ungeborene?
c. Wäre eine Computertomographie (CT) eine gangbare Alternative?

79. Diese Zellen wurden durch Fruchtwasserpunktion gewonnen.

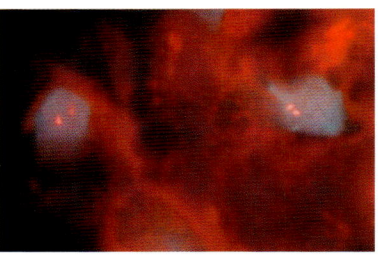

a. Welcher molekularbiologische Test wurde hier angewandt?
b. Welche Art von Pathologie kann er erkennen?
c. Sind diese Zellen normal? Begründen Sie Ihre Antwort.

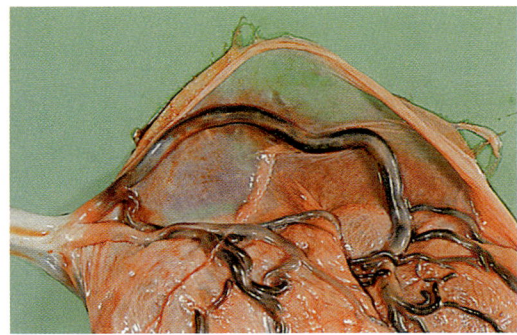

80. Nach der Geburt wurde diese Plazenta durch die Hebamme genauer untersucht.

a. Wie nennt man diesen Befund?
b. Welche Bedeutung könnte er haben?
c. Wie könnte sich das Problem unter der Geburt zeigen?

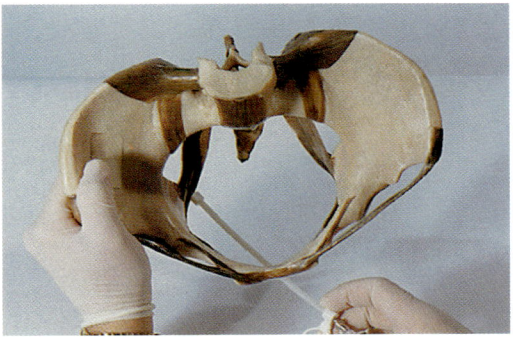

81. Dieses Bild zeigt ein knöchernes Becken.

a. Auf welche Struktur wird hier gezeigt?
b. Welcher Nerv läuft sehr nahe an diesem Punkt vorbei?
c. Warum ist dies in der Geburtshilfe von Bedeutung?

Uhrzeit	Mahlzeit und Insulindosis	Kapillärer Blutglukosespiegel
08.00		9,3 mmol/l (167,4 mg/dl)
09.05	Frühstück und 18 Einheiten schnell wirksames Insulin	
10.00		3,0 mmol/l (54,0 mg/dl)
12.30		5,6 mmol/l (100,8 mg/dl)
12.35	Mittagessen und 24 Einheiten schnell wirksames Insulin	
15.30		7,2 mmol/l (129,6 mg/dl)
18.00		4,8 mmol/l (86,4 mg/dl)
18.05	Abendessen und 26 Einheiten schnell wirksames Insulin	
20.00		6,9 mmol/l (124,2 mg/dl)
22.00		5,6 mmol/l (91,8 mg/dl)
22.30	Spätmahlzeit und 16 Einheiten intermediär wirksames Insulin	

82. Schauen Sie Sich dieses Blutzuckerprofil einer Diabetikerin in der 32. Woche an. Es ist repräsentativ für die Profile der letzten Wochen.

a. Wie würden Sie die Abenddosis des lang wirksamen Insulins verändern?
b. Wie würden Sie die morgendliche Insulindosis verändern?
c. Wie würden Sie die langfristigen Kontrollen durchführen?

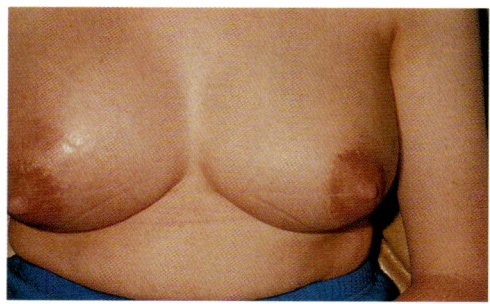

83. Diese Mutter stellt sich 8 Tage nach der Geburt mit einer schmerzhaften Brust beim Stillen vor.

a. Wie lautet die Diagnose?
b. Welche beiden Bakterien sind die häufigsten Erreger?
c. Wie sieht die weitere Behandlung aus?

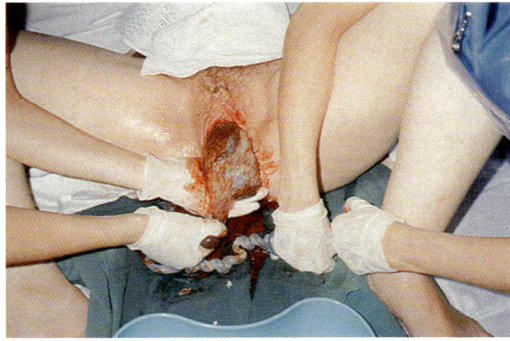

84. Dieses Bild wurde während der Plazentarperiode der Geburt aufgenommen.

a. Welches Vorgehen erfolgt gerade?
b. Was sind die beiden Risiken, wenn der Eingriff nicht korrekt durchgeführt wird?
c. Warum kann der Eingriff erfolglos bleiben?

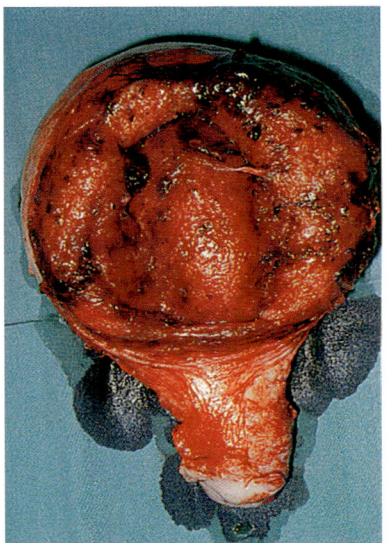

85. Die Hysterektomie war notwendig geworden nach einer Komplikation unter der Geburt.

a. Welches Problem liegt hier vor?
b. Nennen Sie zwei Risikofaktoren dafür.
c. Nennen Sie vier klinische Zeichen, die dabei unter der Geburt auftreten können.

✓ Antworten

1.
- a. Polyhydramnion.
- b. Gestationsdiabetes, strukturelle Fehlbildungen (z. B. Atresie des Darmes, kongenitale Zwerchfellhernien), fetofetales Transfusionssyndrom, Virusinfektionen, Iso-Immunisation.
- c. Leichte Bauchschmerzen, vorzeitige Wehentätigkeit. Bei der Tastuntersuchung ist der Uterus zu groß für die Schwangerschaft, kindliche Teile sind nur schwer zu tasten.

2.
- a. Extrauterin-Gravidität. Der Uterus ist leer, obwohl bei einem hCG-Wert von über 1599 IU/l eine intrauterine Fruchtblase zu sehen sein müsste. Außerdem ist das Adnex vergrößert.
- b. Vorausgegangene Eileiterschwangerschaft, operative Eingriffe an den Eileitern, vorausgegangene Adnexitis, reproduktionsmedizinische Techniken, Spirale.
- c. Chirurgische Intervention entweder per Laparotomie, aber besser per Laparoskopie. Der Eileiter kann dabei erhalten (Salpingotomie) oder komplett entfernt werden (Salpingektomie). Kleine Eileiterschwangerschaften können auch medikamentös mit Methotrexat behandelt werden.

3.
- a. Throphoblasterkrankung, Blasenmole.
- b. Typisches mehrzystisches „Schneegestöberbild" der Plazenta.
- c. Wiederholte HCG-Bestimmungen, sollte der Spiegel nicht auf Null fallen, so sind eine erneute Kürettage oder eine Chemotherapie indiziert.

4.
- a. Scheitel-Steiß-Länge (SSL, englisch: Crown-rump Length, CRL).
- b. Der Fehler liegt bei ± 5 Tagen, wenn die SSL zur Festlegung des Geburtstermins verwendet wird.
- c. Biparietaler Kopfdurchmesser (BIP) und Femurlänge (FL).

5.
- a. Den Dottersack.
- b. Ab der 5. Woche im Vaginalschall sichtbar; und ist in der Regel bis zur 12. Woche wieder verschwunden.
- c. Spielt eine wesentliche Rolle in der Ernährung des Embryos, der Biosynthese und der Hämatopoese.

6.
- a. Der biparietale Durchmesser (BIP).
- b. Plexus chorioideus.
- c. Produktion der zerebrospinalen Flüssigkeit.

7.
- a. Das Zerebellum.
- b. Bild A zeigt ein normales Kleinhirn (zwei Hemisphären mit Vermis in der Mitte).
- b. Bild B zeigt das sog. „Bananen-Zeichen" des Kleinhirns, ein Befund der bei Neuralrohrdefekten auftritt. Andere Ultraschallbefunde bei Spina bifida können der „Zitronenschädel" und eine fehlende Zisterna magna sein.

8.   a. Das bild zeigt vier Amnionhöhlen als Hinweis auf eine mögliche Vierlings-schwangerschaft. Zwei der Membranen sind dicker, zeigen das Lambda-Zeichen. Eine Membran ist deutlich dünner ohne Lambda-Zeichen. Dies lässt vermuten, dass es sich um ein Pärchen monochorialer Zwillinge und zwei „Einzelkinder" handelt.

      b. Assistierte Reproduktion (In-vitro-Fertilisation).

      c. Fehlgeburt, vorzeitige Wehen, Frühgeburt, Wachstumsretardierung, Prä-eklampsie, fetale Fehlbildungen, fetofetale Transfusion, Fehleinstellungen und Entbindung per Kaiserschnitt.

9.   a. Nackenfalte („nuchal translucency", NT).

      b. Screening auf Down-Syndrom.

      c. Ein NT-Screening kann nach der 13. Woche nicht mehr durchgeführt wer-den, und ist auch noch nicht überall verfügbar. Ein Doppel- oder Triple-Test aus dem Serum sollte allen Schwangeren in der 15.–19. Woche angeboten werden, auch wenn er in Bezug auf das Down-Syndrom nicht so sensitiv ist wie das NT-Screening.

10.   a. Anenzephalus (eine Form des Neuralrohrdefektes).

      b. Ein Serum-Screening in der 15.–19. Woche hat eine Sensitivität von mehr als 90% zur Erkennung von Neuralrohrdefekten. Im Routine-Ultraschall in der 20. Woche können mehr als 98% dieser Fehlbildungen erkannt werden.

      c. Beim Anenzephalus findet sich häufig ein Polyhydramnion, wahrscheinlich aufgrund von Schluckstörungen beim Feten als Folge neurologischer Defekte.

11.   a. Edward-Syndrom.

      b. Trisomie 18.

      c. Angeborene Herzfehler (meist Ventrikelseptumdefekte), Omphalozele (in ca. 25% der Fälle), Neuralrohrdefekte, Zwerchfellhernien und sog. „Schaukelstuhlfüße" (fehlendes Längsgewölbe).

12.   a. Omphalozele.

      b. Karyotypisierung entweder per Amniozentese oder Chorionzottenbiopsie. In etwa 25% der Fälle findet sich eine chromosomale Störung.

      c. Trisomie 18 und 13 sind die häufigsten Chromosomenaberrationen bei einer Omphalozele.

13.   a. Das „Double-bubble"-Zeichen.

      b. Duodenalatresie mit aufgetriebenem Magen und Duodenum, durch den Pylorus getrennt.

      c. Ein Down-Syndrom (Trisomie 21) ist in 30% der Fälle zu finden.

14.   a. Verminderte (fehlende) Variabilität der Baseline, späte Dezelerationen und fehlende Akzelerationen.

      b. Pathologisch.

      c. Frisches Mekonium (grünes Fruchtwasser). Dieses CTG ist höchstverdächtig auf eine fetale Hypoxie und Azidose.

15. a. Ullrich-Turner-Syndrom (45, X0).

b. Minderwuchs, kurzer, gedrungener Hals, Herzfehlbildungen (bikuspidale Aortenklappe, Aortenisthmusstenose) Nierenfehlbildungen (z. B. Hufeisennieren) und Stranggonaden (mit daraus resultierendem Fehlen der sekundären Geschlechtsmerkmale).

c. Ein zystisches Hygrom (Lymphstau im Bereich des Nackens).

16. a. Lähmung des linken N. facialis.

b. Eine Zangengeburt scheint am wahrscheinlichsten, obwohl Fazialislähmungen sehr selten auch nach Spontangeburten auftreten können.

c. Nein. Die Prognose ist sehr gut, die meisten Lähmungen bilden sich innerhalb weniger Tage komplett zurück.

17. a. Hypoxisch-ischämische Enzephalopathie (HIE).

b. Elektroenzephalogramm (EEG).

c. Kinder mit mittel- bis schwergradigen Störungen bei HIE (Grad II und III) zeigen ein 50–90%iges Risiko neurologischer Entwicklungsstörungen.

18. a. Nekrotisierende Enterokolitis.

b. Die Gabe von Steroiden (Dexamethason oder Betamethason) an die Mutter, mindestens 48 Stunden vor der Geburt.

c. Intravenöse Gabe von Antibiotika und Flüssigkeit. Komplette Nahrungskarenz.

19. a. Okzipitale Enzephalozele.

b. Neuralrohrdefekte.

c. Ultraschall und MRT (MRI, NMR, Kernspintomographie).

20. a. Hydrops fetalis.

b. A: Ödem der Bauchhaut, B: Aszites.

c. Isoimmunisierung, Chromosomenanomalien, Virusinfektionen, fetomaternale Blutung, Herzfehlbildungen (z. B. Arrhythmien), Skelettdysplasien, fetofetale Transfusion, angeborene Stoffwechseldefekte, Hämoglobinopathien.

21. a. Epikanthus, Brushfield-Flecken auf der Iris, nach oben gewölbte Lidfalten.

b. Down-Syndrom (Trisomie 21).

c. Die meisten Down-Syndrome treten als Spontanmutation auf. Das Wiederholungsrisiko wird mit 1 : 100 angegeben, außer wenn das persönliche, altersabhängige Risiko höher sein sollte. Selten kann ein Down-Syndrom auch Folge einer balancierten Translokation bei den Eltern sein. In diesen Fällen ist das Wiederholungsrisiko deutlich höher.

22. a. Doppler-Sonographie der A. umbilicalis.

b. Dieses Wellenprofil ist mit dem Widerstand des Blutflusses in der Plazenta zu korrelieren. Der Nachweis eines positiven enddiastolischen Blutflusses zeigt an, dass der Widerstand nicht massiv erhöht sein kann.

c. Eine Präeklampsie ist Folge einer falschen Plazentation. Durch mangelnden Umbau der mütterlichen Spiralarterien behalten diese selbst einen sehr hohen Widerstand, was sich auch in einem erhöhten Widerstand auf der kindlichen Seite der Plazenta auswirkt.

23. a. Erb-Lähmung.

b. Zug oder Abriss der Nervenwurzeln C5, C6 und C7 im Bereich des Plexus brachialis durch massiven lateralen Zug an der kindlichen Schulter bei der Geburt.

c. Ein mütterlicher Diabetes mellitus (vorbestehend oder Gestationsdiabetes) ist an sich ein Risikofaktor für eine Schulterdystokie (und dadurch einer Erb-Lähmung), unabhängig von der Größe des Kindes.

24. a. Windpocken (Varicella zoster).

b. Eine mütterliche Infektion vor der 20. Woche geht mit einem Risiko von 1–2% eines kongenitalen Varizellensyndroms einher (Mikrozephalie, Krampfanfälle, verzögerte neurologische Entwicklung, Hypoplasie der Extremitäten, Narben). Eine Infektion nahe dem Geburtstermin birgt das Risiko einer sehr risikoreichen neonatalen Windpockeninfektion in sich.

c. Eine Varizellen-Pneumonie kann auch bei Erwachsenen auftreten, und scheint ein etwas erhöhtes Mortalitätsrisiko in der Schwangerschaft zu haben.

25. a. Placenta praevia totalis, d.h. der innere Muttermund wird vollständig von der Plazenta überdeckt.

b. Prä- oder intrapartale Blutungen, Fehllagen des Kindes, fehlender Eintritt des Köpfchens ins mütterliche Becken.

c. Vorausgegangene Placenta praevia, vorausgegangener Kaiserschnitt, Uterusfehlbildungen, Mehrlingsschwangerschaft, Mehrgebärende.

26. a. Potter facies.

b. Lang andauernder Mangel an Amnionflüssigkeit seit der Frühschwangerschaft bei Nierenagenesie, polyzystischen oder dysplatischen Nieren oder lang zurückliegendem Blasensprung.

c. Lungenhypoplasie. Bei fehlendem Fruchtwasser kommt es zu mangelnder Expansion und mangelndem Wachstum mit unzureichender Entwicklung der Lungen.

27. a. Sterilisation mittels Clips.

b. Die Komplikationen schließen eine Versagerquote von 1:300 ein. Bei laparoskopischer Durchführung des Eingriffes besteht das Risiko einer Darmverletzung.

c. Eine Sterilisation während eines Kaiserschnittes wird in der Regel durch eine partielle Resektion des Eileiters und Ligatur der Enden durchgeführt. Die Versagerquote ist mit 1:200 höher.

28. a. Plexus-chorioideus-Zysten.

b. Meist bei einer Trisomie 18 (Edwards Syndrom) vorkommend, es scheint auch eine geringgradige Assoziation zum Down Syndrom (Trisomie 21) zu bestehen.

c. Etwa 1% der unauffälligen Feten.

29. a. Vakuumextraktion.

b. Die Platzierung der Saugglocke über dem Vorderhaupt lässt darauf schließen, dass das Kind dorsoposterior eingestellt war. Es ist zu vermuten,

Antworten

dass die Person, die die Vakuumextraktion durchführte, das Vorderhaupt fälschlicherweise für das Hinterhaupt gehalten hat.

c. Kephalhämatom, subgaleale Einblutungen, Tentorium- und Sinus-venosus-Abriss, subkonjunktivale und retinale Blutungen. Auch ein postpartaler Ikterus tritt häufiger auf.

30. a. Makrosomie.
b. Gestörte Glukosetoleranz oder Diabetes mellitus.
c. Hypoglykämie, Atemstörungen, Hypokalzämie, Polyzythämie und Ikterus.

31. a. Fehlender enddiastolischer Fluss.
b. Erhöhter Widerstand im plazentaren Strömungsgebiet als Folge einer Plazentastörung.
c. Ein enddiastolischer Nullfluss ist ein Marker für eine erhöhte perinatale Morbidität und Mortalität. Zu diesem Zeitpunkt der Schwangerschaft würde dies eine Geburtseinleitung bedeuten. Bei weiteren Hypoxiezeichen kann eine geplante Kaiserschnittentbindung gegenüber einer vaginalen Geburt der sicherere Weg sein.

32. a. Ophthalmia neonatorum.
b. Chlamydien und Gonokokken können beide dieses Erscheinungsbild hervorrufen.
c. Mikrobiologischer Abstrich vom Auge und antibiotische Augentropfen. Von der Mutter und dem Partner sollten ebenfalls Abstriche entnommen werden, und weitere Kontaktpersonen sollten identifiziert werden.

33. a. Beidseitiger Klumpfuß (pes equinovarus).
b. Ein Klumpfuß kann isoliert, aber auch bei chromosomalen Störungen und vielen Fehlbildungssyndromen auftreten. Insbesondere die Trisomie 18 und neuromuskuläre Erkrankungen sind hier zu nennen.
c. Leichte Fälle können allein durch Krankengymnastik behandelt werden. Bei einem Fall dieses Ausmaßes sind mehrere Gipsverbände in Folge notwendig, um vor einem chirurgischen Eingriff das kontrahierte Gewebe zu dehnen. Operativ werden die Ligamente gelöst und die Sehnen verlängert, um dem Knochen eine normale Position zu erlauben.

34. a. Angeborene Zwerchfellhernie.
b. Verlagerung des Herzens nach rechts und sichtbare Darmanteile im Thorax links sind in den meisten Fällen in der 20. Woche darstellbar. Ein Polyhydramnion kann Folge eines Ileus sein und sich ggf. auch klinisch zeigen.
c. Etwa 70%. Selbst ohne weitere Fehlbildungen oder Aneuploidie versterben einige Kinder vor der notwendigen Operation aufgrund der Lungenhypoplasie. Von den operierten Kindern überleben die meisten.

35. a. Hydrops fetalis.
b. Rhesus-Isoimmunisation.
c. Herzfehlbildungen und Arrhythmien, Chromosomenstörungen, fetale Anämie anderer Ursache (z. B. Hämoglobinopathien, fetomaternale Blutung), einzelne Gendefekte, Virusinfektionen und Stoffwechselstörungen.

36.
    a. Lang andauernde Bradykardie.

    b. Überstimulation des Uterus durch zu hohe Oxytocin-Dosen.

    c. Die Patientin in Linksseitenlage bringen, die Oxytocininfusion abstellen, Tokolytika geben (z. B. Fenoterol intravenös).
Eine schnellstmögliche Entbindung ist dringend geboten, wenn die Bradykardie weiter anhält.

37.
    a. Gastroschisis

    b. Omphalozele

    c. Eine Membran umgibt in der Regel die Omphalozele, anders als bei der Gastroschisis, und die Herniation erfolgt in den Ansatz der Nabelschnur. Bei der Gastroschisis inseriert die Nabelschnur normalerweise linksseitig neben dem Befund an der Bauchwand.

38.
    a. Prune-Belly-Syndrom.

    b. Meist sind Urethralklappen bei Jungen die Ursache für einen massiven Harnstau in die Blase. Dadurch wird die Bauchwand intrauterin massiv gedehnt. Bei Ruptur der Blase oder wenn die Obstruktion überwunden wird, kommt es zu einem Einsinken der Bauchdecken mit diesem typischen klinischen Bild.

    c. Meist irreversible Nierenschäden aufgrund des massiven Rückstaus.

39.
    a. Schnürfurchen durch Amnionbänder.

    b. Anenzephalus, Exenzephalus, Spaltbildungen im Gesicht, Amputation der Extremitäten, Syndaktylie und Bauchwanddefekte.

    c. Sehr gering, obwohl Einzelfälle bei angeborenen Bindegewebserkrankungen beobachtet worden sind.

40.
    a. Die A. cerebri media.

    b. Die Kompensationsmechanismen bei wachstumsretardierten Feten führen zu einem Absinken des Widerstandes der zerebralen Gefäße. Der Verlauf der Dopplerkurve der A. cerebri media zeigt deshalb bis kurz vor dem intrauterinen Tod ein Low-Resistance-Profil, um dann in das Gegenteil umzuschlagen.

    c. Bei anämischen Feten steigt der maximale Blutfluss in der A. cerebri media bis weit über das Normalmaß hinaus.

41.
    a. Diskordant.

    b. Eine Insuffizienz der Utero-plazentaren Einheit kommt bei Mehrlingsschwangerschaften häufiger vor und kann Ursache eines unterschiedlichen Wachstumsverhaltens zwischen beiden Kindern sein. Alternativ kann bei monochorialen Zwillingen ein fetofetales Transfusionssyndrom auftreten, mit großem „Empfänger" und kleinerem „Donor"

    c. Ein wachstumsretardiertes Kind zeigt postpartal ein erhöhtes Risiko für eine peripartale Asphyxie, Mekoniumaspiration, nekrotisierende Enterokolitis, Hypothermie, Hypoglykämie und einen Ikterus.

42.
    a. Lumbosakrale Meningozele (Spina bifida).

    b. Andere häufig vorkommende Ultraschallbefunde sind das „Lemon"-Zeichen des Schädels, Arnold-Chiari-Fehlbildungen („Bananen"-Zeichen des Zerebellums, Verschwinden der Zisterna magna) und Klumpfüße.

Antworten

    c. Neuralrohrdefekte sind meist polygenetisch vererbt. Das Wiederholungsrisiko nach einem betroffenen Kind ist 2 – 3 %. Dieses Risiko kann durch die Gabe von Folsäure (5 mg täglich) auf unter 1 % vermindert werden.

43.   a. Pathologisch. Die Variabilität der Baseline ist < 5 Schläge/min, es fehlen Akzelerationen. Es finden sich keine Dezelerationen, und die Baseline ist normofrequent.

    b. Sofortiger Notfallkaiserschnitt.

    c. Mit großer Wahrscheinlichkeit findet sich bei einem derartigen CTG eine schwere metabolische Azidose sowohl in der arteriellen wie venösen Blutgasanalyse aus der Nabelschnur.

44.   a. Die Hörner der Seitenventrikel.

    b. Ventrikulomegalie. Der Begriff Hydrozephalus wird nur bei gleichzeitiger Vergrößerung des Kopfumfanges verwendet.

    c. Chromosomenaberrationen, Neuralrohrdefekte, kongenitale Infektionen (Zytomegalievirus, Toxoplasmose), angeborene Aquaedukt-Stenosen, und viele seltene Fehlbildungssyndrome. Eine normale Entwicklung des Kindes ist möglich, insbesondere bei geringer Ausprägung.

45.   a. Intraventrikuläre Blutung (das Blut ist als weißer Fleck im Seitenventrikel sichtbar).

    b. Früh- und Mangelgeborene haben ein höheres Risiko für intraventrikuläre Blutungen, insbesondere wenn eine perinatale Hypoxie oder eine Azidose hinzukommen.

    c. In Abhängigkeit von der Schwere der Blutung reichen die Folgen von keinen bis zum Hydrozephalus mit schweren neurologischen Entwicklungsstörungen.

46.   a. Durch Zangengeburt

    b. Vermutete oder bewiesene fetale Hypoxie (CTG-Veränderungen, Mekoniumabgang, Azidose bei der Mikroblutuntersuchung) oder mütterliche Gründe, die ein Pressen verbieten (z. B. Aneurysma, kürzlich erfolgte intrakranielle Blutungen, Herzfehler, Retinaablösungen).

    c. Abschürfungen im Gesicht, N.-facialis-Lähmungen, Schädelfrakturen, Weichteilverletzungen bei der Mutter.

47.   a. 45 X0.

    b. Ullrich-Turner-Syndrom.

    c. Minderwuchs, Aortenisthmusstenose, Stranggonaden, Infertilität, Nierenanomalien.

48.   a. Polyzystisch.

    b. Darstellung der Harnblase und normale Fruchtwassermenge.

    c. Polyzystische Niere. Die meisten angeborenen Nierenerkrankungen betreffen beide Organe (z. B. infantile oder adulte polyzystische Nierenerkrankungen). Eine frühe Obstruktion der ableitenden Harnwege kann eine Ursache für einen einseitigen Befund sein. Die bilaterale Form weist eine schlechte Prognose auf.

49. a. Kunststoffglocke zur Vakuumextraktion.

   b. Nein. Die Konstruktion dieser Glocke erlaubt keine Platzierung über dem Flektionspunkt bei hinterer Hinterhauptslage. Spezielle Saugglocken wären erforderlich, um eine Rotationsfehlstellung auszugleichen.

   c. Alle Erkrankungen, die mit einem erhöhten Blutungsrisiko einhergehen, sind absolute Kontraindikationen. Hierzu zählen beispielsweise Hämophilie und fetale Thrombopenie (z.B. bei Alloimunthrombopenie oder mütterlicher idiopathischer Thrombopenie).

50. a. Zystisches Hygroma colli.

   b. Ein Ullrich-Turner-Syndrom (45, X0) ist die häufigste Ursache. Noonan-, Roberts- und mehrere Pterygium-Syndrome stellen andere, seltenere Ursachen dar.

   c. Karyotypisierung (Amniozentese oder Chorionzottenbiopsie)

51. a. Herpes simplex und Varicella zoster.

   b. Hepatosplenomegalie, Thrombopenie, Meningoenzephalitis, Pneumonie und disseminierte intravasale Koagulopathie. Langfristig sind Störungen der neurologischen Entwicklung bei den Überlebenden zu erwarten.

   c. Aciclovir.

52. a. Nekrotisierende Enterokolitis.

   b. Atemstörung, intraventrikuläre Blutungen, periventrikuläre Leukomalazie, chronische Lungenerkrankungen, Retinopathie.

   c. Durch die präpartale Gabe von Kortikosteroiden (Betamethason oder Dexamethason) mindestens 48 Stunden vor der Geburt.

53. a. Amnioskop.

   b. Blutentnahme beim Ungeborenen unter der Geburt.

   c. Diese Maßnahme ist bei pathologischem CTG unter der Geburt notwendig (bei zwei oder mehr auffälligen Befunden im CTG). Das CTG zeigt allerdings eine hohe falsch-positive Rate bei der Erkennung fetaler Hypoxien und Azidosen. Würde man sich unter der Geburt ausschließlich auf das CTG verlassen, um den Zustand des Feten zu beurteilen, würde eine Vielzahl unnötiger Kaiserschnitte bei vermuteter fetaler Hypoxie durchgeführt werden.

54. a. Der fetale Magen.

   b. Angeborene Zwerchfellhernie.

   c. Die Lungenhypoplasie ist der eigentlich limitierende Faktor bei dieser Erkrankung, wenn keine weiteren Fehlbildungen vorliegen. Wenn das Neugeborene ausreichend oxygeniert werden kann, ist die Prognose recht gut mit 70% Überlebensrate. Kann eine ausreichende Ventilation nicht erreicht werden, ist die Prognose sehr schlecht.

55. a. Varicella zoster (Windpocken).

   b. Die Gabe von Immunglobulinen i.v. an nicht-immunisierte Schwangere vermindert die mütterlichen und kindlichen Infektionsraten deutlich.

   c. Mikrozephalie, Hypoplasie der Extremitäten und Augenerkrankungen können auch durch eine kongenitale Varizellen-Infektion bedingt sein.

Antworten

56. a. Polyzystisch.
b. Oligo- oder Anhydramnion.
c. Wenn die Nierenfunktion so stark eingeschränkt war, dass eine deutliche Verminderung des Fruchtwassers daraus resultierte, dann war auch die Möglichkeit der Lungen zur adäquaten Expansion eingeschränkt, mit daraus folgender Lungenhypoplasie.

57. a. Die Leber.
b. Omphalozele.
c. Am häufigsten Trisomie 18, aber auch Trisomie 13.

58. a. Singuläre Palmarfurche.
b. Messung der Transparenz der Nackenfalte in der 11.–13. Woche. Zusätzliche biochemische Parameter verbessern die Aussage. In der 15.–19. Woche können weitere Marker aus dem Serum der Mutter als „double"-, „triple"- oder „quadriple"-Test bestimmt werden, je nach Anzahl der gemessenen Parameter.
c. Herzfehler (insbesondere Defekte des AV-Septums), Duodenalatresie, echogener Darm, Nackenfalte > 6 mm, Klinodaktylie, kurzer Femur, Sandalenfurche, mögliche Dilatation der Nieren, Plexus-chorioideus-Zysten.

59. a. Wachstumsretardiert.
b. Insuffizienz der uteroplazentaren Einheit bei Präeklampsie.
c. Asymmetrie zwischen Kopf- und Thoraxdurchmesser. Verlangsamtes Wachstum des Thorax in mehreren konsekutiven Messungen. Oligohydramnion und erhöhter Widerstand der Umbilikalgefäße in der Doppler-Sonographie.

60. a. Skelettdysplasien.
b. Ultraschall und molekulargenetische Untersuchungen.
c. Lungenhypoplasie und Atemstörung bei zu kleinem Thorax.

61. a. Lumbosakrale Meningomyelozele.
b. Motorische Probleme (das Kind könnte an den Rollstuhl gebunden sein), Harn- und Stuhlinkontinenz, Hydrozephalus (möglicherweise mit Notwendigkeit zur chirurgischen Intervention und neurologischer Entwicklungsstörung).
c. Die vermehrte Verwendung von Folsäure um den Konzeptionstermin herum hat die Inzidenz deutlich vermindert. Die weit verbreitete Möglichkeit zum Serum-Screening auf α-Fetoprotein und die Ultraschalluntersuchungen bieten darüber hinaus den betroffenen Paaren die Möglichkeit des Schwangerschaftsabbruches.

62. a. Kephalhämatom.
b. Tritt häufiger bei Vakuumextraktionen auf.
c. Ein Ikterus ist zu erwarten aufgrund der erhöhten Bilirubinspiegel aus dem Abbau der Erythrozyten des Hämatoms.

63. a. Urethralklappen (wandverdickte Blase mit „schlüssellochartiger" Ausziehung)

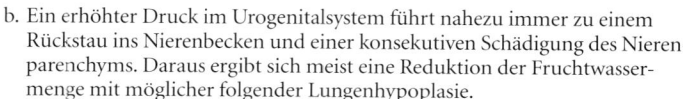

b. Ein erhöhter Druck im Urogenitalsystem führt nahezu immer zu einem Rückstau ins Nierenbecken und einer konsekutiven Schädigung des Nierenparenchyms. Daraus ergibt sich meist eine Reduktion der Fruchtwassermenge mit möglicher folgender Lungenhypoplasie.

c. Wenn die Amnionflüssigkeit bereits vor der 32. Woche abnimmt und die Nierenfunktion des Feten noch gegeben ist, dann könnte ein Katheter in Utero in die Harnblase gelegt werden, um das Hindernis zu überwinden.

64.
a. Subkostale und sternale Einziehungen.
b. Eine Atemstörung.
c. Hyaline Membranen (bei Frühgeborenen), vorübergehende Tachypnoe des Neugeborenen, angeborene Pneumonie, Pneumothorax, Lungenhypoplasie.

65.
a. Normalbefund. Es zeigen sich Akzelerationen, eine normale Baseline und eine gute Variabilität. Dezelerationen fehlen.
b. Nein. Bei geringem Risiko besteht keine Notwendigkeit einer kontinuierlichen CTG-Überwachung.
c. Die Überwachung des Feten unter der Geburt sollte durch ein kontinuierliches CTG erfolgen. Die Farbe des Fruchtwassers ist eine weitere, wenn auch sehr ungenaue Methode der Geburtsüberwachung.

66.
a. Geburtsstillstand.
b. Sekundäre Wehenschwäche, absolutes Missverhältnis zwischen Becken und Kopf, Fehleinstellung (z. B. dorsoposterior) oder Fehlhaltung (Gesicht, Schulter oder Vorderhaupt).
c. Wenn das Hindernis nicht überwunden wird, kann eine Uterusruptur drohen. Deswegen wird in dieser Situation besondere Vorsicht bei der Verwendung von Oxytocin an den Tag gelegt.

67.
a. Karpaltunnelsyndrom.
b. N. medianus.
c. Schienen und leichte Schmerzmittel. Diuretika sollten in der Schwangerschaft nicht eingesetzt werden, eine Operation ist nur sehr selten notwendig.

68.
a. Systemischer Lupus erythematodes
b. Neben einem Differentialblutbild und Kontrolle der Nierenwerte sollte auch nach Autoantikörpern gesucht werden.
c. Das Ausmaß der Komplikationen in der Schwangerschaft beim Lupus erythematodes hängt vom Befall der inneren Organe, der Schwere der Erkrankung und den vorhandenen Autoantikörpern ab. Anti-Ro und Anti-La Antikörper können zum fetalen Herzstillstand führen, Antikardiolipin-Antikörper und Lupus-Antikoagulans sind mit einem erhöhten Risiko für Fehlgeburten, vorzeitiger Plazentalösung, Minderwuchs, Präeklampsie und mütterlicher Thrombose vergesellschaftet, genauso wie bei einer Nierenbeteiligung und beim Hypertonus.

69.
a. Subseröse Myome.
b. Myome wachsen meist in der Schwangerschaft. Wenn die Blutzufuhr nicht mehr ausreicht, kann es zu Nekrosen kommen, mit erheblichen Schmerzen; wie auch bei der Stieldrehung eines gestielten Myoms. Submuköse Myome

können das untere Uterinsegment blockieren und zu Fehleinstellungen führen. Bei Myomen besteht ein deutlich höheres Risiko einer postpartalen Blutung.

c. Auf keinen Fall. Eine Myomenukleation während einer Sectio ist gefährlich und sollte vermieden werden. Die Blutung kann erheblich und nur schwer zu kontrollieren sein.

70.
a. Präeklampsie (Proteinurie und Hypertonie in der Schwangerschaft).
b. Kontrolle der Nierenfunktion, 24-Stunden-Sammelurin zur Bestimmung der Eiweißausscheidung, Kontrolle der Leberfunktion, Ultraschall und Thrombozytenbestimmung.
c. Die einzige kausale Therapie besteht in der Geburt.

71.
a. Laterales Bild des weiblichen Beckens.
b. Die obere Linie stellt die Conjugata vera dar, den anterior-posterioren Durchmesser des Beckeneinganges. Die untere Linie den des Beckenausganges.
c. Nein. Früher wurde die Pelvimetrie durchgeführt, um das Risiko bei Beckenendlagegeburten besser abschätzen zu können. Auch bei Frauen nach Kaiserschnitt wurden die Beckenmaße erhoben, um für die nächste Geburt eine Vorhersage machen zu können. Allerdings weiß man heute mit guter Evidenz, dass in beiden Situationen die Pelvimetrie wenig hilfreich ist.

72.
a. Herpes genitalis.
b. Handelt es sich um die Erstmanifestation oder ein Rezidiv?
c. Bei einem Rezidiv ist das Risiko für das Kind bei einer vaginalen Geburt extrem gering, da von einem ausreichenden Antikörperschutz über die Mutter ausgegangen werden kann. Ein Primärinfekt nach der 30. Woche stellt allerdings eine Indikation für einen Kaiserschnitt dar, da die Transmissionsraten für vaginal Geborene deutlich höher sind.

73.
a. Periphere Ödeme.
b. Blutdruck, Reflexe, Krämpfe, Abwehrspannung im Oberbauch und Größe der Gebärmutter.
c. Bei Verdacht auf eine Präeklampsie sollten bei der Mutter ein 24-Stunden-Sammelurin auf Eiweiß, Mittelstrahlurin auf Bakterien, Leber- und Nierenwerte (einschließlich Harnsäure), Differenzialblutbild und Gerinnungsparameter untersucht werden. Bei Feten werden CTG, Biometrie, Fruchtwassermenge und Doppler-Sonographie der A. umbilicalis durchgeführt.

74.
a. Oligohydramnion.
b. Utero-plazentare Insuffizienz (z. B. bei Präeklampsie), Blasensprung, schwere kindliche Nierenfehlbildungen beidseits.
c. Eine Biometrie und Doppler-Sonographie der A. umbilicalis können eine Mangelversorgung erkennen lassen. Aufgeweitete oder zystisch deformierte Nieren zeigen eine renale Ursache an. Die Diagnose des Blasensprungs muss klinisch gestellt werden.

75. a. Klassische Sektio (Längsschnitt).
    b. Der Blutverlust und die Gefahr der Uterusruptur bei folgenden Schwangerschaften sind größer.
    c. Problematischer Zugang zum unteren Uterinsegment (z.B. bei Myomen, schweren Adhäsionen oder bei Placenta percreta) oder Fehllage des Kindes bei Oligohydramnion und Frühgeburtlichkeit.

76. a. Nabelschnurvorfall.
    b. Frühgeburtlichkeit, Fehleinstellungen, Polyhydramnion, Mehrlingsschwangerschaft und Amniotomie bei „hochstehendem" Kopf.
    c. Die Nabelschnur sollte vorsichtig intravaginal in der Hohlhand gehalten werden, wobei der vorangehende Teil des Kindes mit den Fingern nach oben geschoben wird, um den Druck von der Nabelschnur zu nehmen. Die Mutter sollte die Knie-Ellenbogen-Lage einnehmen, bis ein Notfallkaiserschnitt erfolgen kann.

77. a. Ringelröteln (Erythema infectiosum) durch Parvovirus B19.
    b. Die meisten Parvovirus-B19-Infektionen beim Erwachsenen verlaufen asymptomatisch. Der Nachweis von IgM-Antikörpern deutet auf eine frische, der von IgG-Antikörpern auf eine länger zurückliegende Infektion hin.
    c. Die fetale Infektion kann eine aplastische Anämie mit Hydrops und intrauterinem Fruchttod hervorrufen.

78. a. Fetales MRT (NMR, Kernspin).
    b. Es gibt keine Evidenz, dass ein MRT in der Schwangerschaft schädlich sein könnte.
    c. Nein. Bei einem CT wird der Fetus hohen Dosen ionisierender Strahlung ausgesetzt, die in der Frühschwangerschaft das Risiko von Fehlbildungen erhöhen, im weiteren Verlauf zu Wachstumsretardierung, neurologischen Defekten und einer Erhöhung des Risikos an bösartigen Erkrankungen führen können.

79. a. Fluoreszenz-in-situ-Hybridisierung (FISH).
    b. Numerische Chromosomenaberrationen (z.B. Trisomien).
    c. Diese Zelle ist unauffällig, da sich zwei Signale pro Zelle zeigen. Nur bei einer Gensonde für das Y-Chromosom wäre dieses Resultat pathologisch.

80. a. Insertio velamentosa.
    b. Die Blutgefäße, die hier über die Eihäute ziehen, sind ein Teil des fetalen Kreislaufes. Wenn sie im Fall eines Blasensprunges reißen, kann es in kurzer Zeit zu einem erheblich fetalen Blutverlust kommen.
    c. Bei spontanem Blasensprung oder einer Amniotomie kommt es zur vaginalen Blutung und zum pathologischen CTG, ohne dass bei der Mutter klinische Zeichen des Schocks zu finden sind.

81. a. Spina ischiadica.
    b. N. pudendus.
    c. Ein Pudendusblock kann in der Austreibungsperiode problemlos und schnell gelegt werden, um eine ausreichende Analgesie für eine Forzeps-

entbindung oder für die Versorgung ausgedehnter Damm- oder Vaginalrisse zu erreichen.

82. a. Erhöhen. Der Nüchtern-Glukosewert morgens ist zu hoch und deutet auf einen relativen Insulinmangel über Nacht hin.

b. Verringern. Die Blutzuckerspiegel nach dem Frühstück sind etwas zu niedrig. Die Vorzeichen der Hypoglykämie sind in der Schwangerschaft deutlich schlechter zu erkennen, und auch ein erfahrener Diabetologe kann durchaus davon überrascht werden.

c. Durch Bestimmung des glykosylierten Hämoglobins (HbA_{1c}). Ein Wert von unter 7 % deutet auf eine gute Blutzuckereinstellung hin.

83. a. Mastitis puerperalis.

b. Staphylokokken und Streptokokken.

c. Die Mutter sollte dazu angehalten werden, die Milch auf der betroffenen Seite auszustreichen und das Stillen auf der Gegenseite fortzusetzen. Flucloxacillin ist das Antibiotikum der Wahl. Abstriche von den Brustwarzen oder gewonnene Milch können auf Keime untersucht werden. Zur Analgesie können nichtsteroidale Antiphlogistika verwendet werden. Auch eine gute Beratung bezüglich der Stilltechnik, z. B. durch eine Hebamme, kann das Risiko von wunden Brustwarzen und damit ein Rezidiv vermindern helfen.

84. a. Kontrollierter Nabelschnurzug („cord traction").

b. Bei zu starkem Zug kann es zur Inversio uteri kommen, insbesondere bei einer Atonie der Gebärmutter. Dabei kommt es zum sofortigen bradykarden Schock, die Therapie besteht in der sofortigen Reposition des Uterus. Außerdem können bei flacher Anwendung Plazentaanteile in der Gebärmutter zurückbleiben.

c. In etwa 1–2 % der Geburten bleibt die Plazenta trotz Zug an der Nabelschnur an der Uteruswand haften, und muss operativ in Allgemein- oder Regionalanästhesie entfernt werden. Sehr viel seltener ist die komplette Adhäsion, die dann eine Hysterektomie notwendig machen kann.

85. a. Uterusruptur.

b. Vorausgegangener Kaiserschnitt (insbesondere die „klassische Sectio") und andere größere Operationen am Uterus (z. B. Myomenukleation, oder eine Perforation bei einer Kürettage). Ein Geburtsstillstand bei Mehrgebärenden und die unkontrollierte Gabe von Oxytocin sind weitere mögliche Ursachen.

c. Die wichtigsten klinischen Zeichen sind heftige suprapubische Schmerzen, Schockzustand der Mutter, vaginale Blutung unter der Geburt, Hämaturie und plötzliche auftretende schwere CTG-Veränderungen.

Register

Register